M-Test

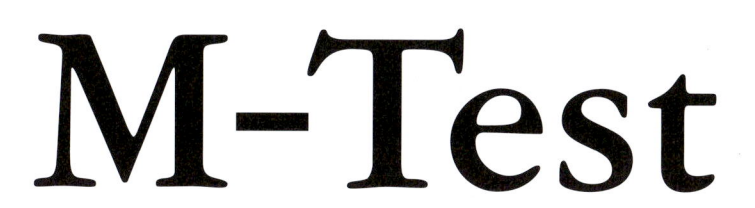

経絡と動きでつかむ症候へのアプローチ

向野　義人
福岡大学スポーツ科学部 教授
福岡大学病院東洋医学診療部

松本美由季
昭和大学医学部リハビリテーション医学教室 特別研究生

山下なぎさ
ロータスウェルネス鍼灸院

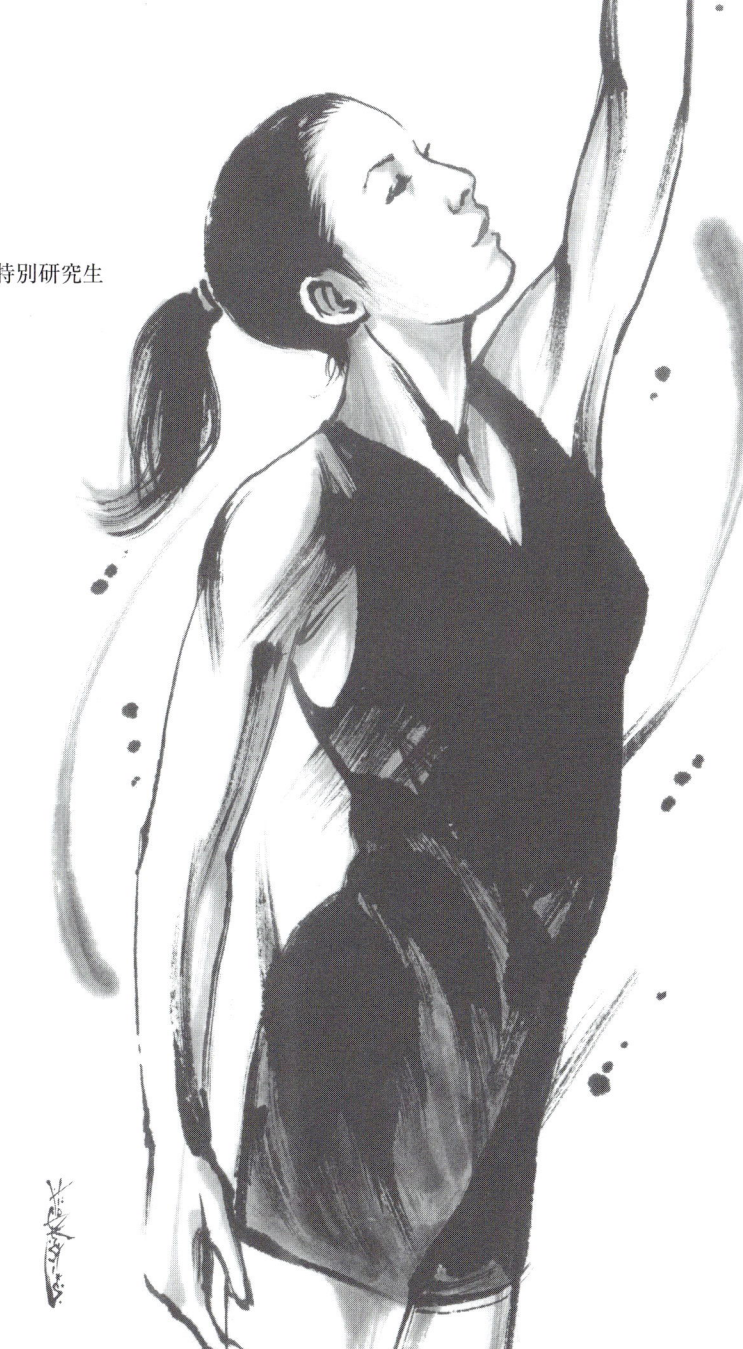

医学書院

M-Test ―経絡と動きでつかむ症候へのアプローチ		
発　行	2012年6月15日　第1版第1刷©	
著　者	向野義人・松本美由季・山下なぎさ	
	むかいのよしと　まつもとみゆき　やました	
発行者	株式会社　医学書院	
	代表取締役　金原　優	
	〒113-8719　東京都文京区本郷1-28-23	
	電話 03-3817-5600（社内案内）	
印刷・製本	三美印刷	

本書の複製権・翻訳権・上映権・譲渡権・公衆送信権（送信可能化権を含む）
は㈱医学書院が保有します.

ISBN978-4-260-01608-7

本書を無断で複製する行為（複写，スキャン，デジタルデータ化など）は，「私
的使用のための複製」など著作権法上の限られた例外を除き禁じられています．
大学，病院，診療所，企業などにおいて，業務上使用する目的（診療，研究活
動を含む）で上記の行為を行うことは，その使用範囲が内部的であっても，私的
使用には該当せず，違法です．また私的使用に該当する場合であっても，代行
業者等の第三者に依頼して上記の行為を行うことは違法となります．

JCOPY　〈㈳出版者著作権管理機構　委託出版物〉
本書の無断複写は著作権法上での例外を除き禁じられています．
複写される場合は，そのつど事前に，㈳出版者著作権管理機構
（電話 03-3513-6969，FAX 03-3513-6979，info@jcopy.or.jp）の
許諾を得てください．

はじめに

　2008年11月，米国のカリフォルニア州，サンディエゴで開催されたM-Testセミナーで通訳を務めてくださったStephen Brown先生が，私の古くからの友人である金澤信二郎先生に，「金澤さん，経絡テストが既成の流派のテクニックと違うのは，死んでいないんですよ。息づいて成長し続けているんです」と言われた[1]とお聞きして，ここ最近のM-Test（経絡テスト）の成長の証しをわかりやすく示すことが必要だと考え，本書を執筆した。

　本書は，医療に携わるすべての人を対象としている。本書に示した診断および治療法は，これまで東洋医学を学び実践してきた人とそうでない人との壁を越え，両者が共通の理解を得ることが可能な方法論である。

　従来の鍼灸治療の多くは，脈診や腹診などを学ぶ必要があり，診断のためにかなりの修行を積むことを求められるので，初学者には取り組みにくかった。しかしM-Testは，理学的検査法にも似た動きで診断を行うので，東洋医学に接する機会の少ない医師や理学療法士，看護師なども取り組みやすい。さらには，治療手順も確立しており，図式化した手順書どおりに進めることができるので，まずは試みてはいかがだろうか。

　これまで，非常に多くの方々から指導を受け，また親しく仕事をさせてもらったおかげで本書は完成した。この場を借りて深甚なる感謝を捧げたい。また，本書の共著者である松本美由季女史，山下なぎさ女史，イラストレーションを描いてくださった久保隆夫氏，表紙に躍動感あふれる墨絵を描いてくださった茂本ヒデキチ氏，そして出版にご尽力いただいた医学書院および担当者に感謝したい。特に，図表の作成・編集にあたって，いかんなく発揮された山下なぎさ女史の能力と献身的な協力なしには本書は完成しなかったことを申し添えたい。

　最後に，筆者を鍼灸という素晴らしい世界に導いてくれた亡き父に本書を献呈したい。このささやかな仕事が病気に苦しんでいる方々の救いに役立ちますように。

2012年5月

向野　義人

本書をお読みになる前に

　本書では，個々人の用い方の違いを考慮して章立てを以下のように工夫した．まず，M-Test治療をすぐにでも実践したい読者には，「第3章 M-Testの実際（基礎編）」を読むことで治療がスタートできるようにした．一方，M-Testを深く理解して始めようと考える読者は，「第2章 理論的背景（基礎編）」を読み，基礎理論を理解したうえで第3章，第4章へと先に読み進めていただきたい．

　また，治療を実践するときに参照できるわかりやすい治療手順が必要な読者のために，基礎編を要約したダイジェストを準備した．それを見ながら迷わずに治療を進めることができる．

　より簡潔にわかりやすく表現するため，以下のように表現している箇所がある．わかりにくく感じる読者もおられるとは思うが，ご了承いただきたい．

- 面＝ブロック：同じ意味で用いている．例えば，6ブロックとは，上肢前面，上肢後面，上肢側面，下肢前面，下肢後面，下肢側面の6面を指す．
- 上肢前面：上半身を含む上肢前面を指す．
  　※上肢後面，側面も同様
- 下肢前面：下半身を含む下肢前面を指す．
  　※下肢後面，下肢側面も同様
- Decision Tree＝治療手順（書）：M-Testの治療手順を示すフローチャート
- ツボ＝経穴
- ルート＝経絡：例）ルート上の刺激部位とは，経絡上の刺激部位を指す．
- 大筋群：経絡が走行する箇所の大筋群（主要筋群）を指す．
- セルフメディケーション＝セルフケア
- コンビネーション(穴)＝組み合わせ(穴)
- ロケーション＝位置：例）24穴のロケーションとは24穴の位置を指す．

目次

はじめに　iii
本書をお読みになる前に　v
序論　ix

第1章　M-Test 概説 ——————————————————— 1

1. M-Test とは　1
2. M-Test を特徴づけるポイント　2
3. M-Test が可能とすること　2
4. 応用可能な領域　5

第2章　理論的背景（基礎編） ——————————————— 7

1. ヒトの動きの分析と治療　7
2. M-Test とヒトの動きの分析　9
3. 治療点としての経穴　19
4. まとめ　26

第3章　M-Test の実際（基礎編） —————————————— 27

1. M-Test 所見用紙　27
2. M-Test 所見と陽性動作　30
3. 基礎治療　40
4. 治療手順　45
5. 有効な経穴/刺激部位の見つけ方と治療法　52
6. 基礎治療ダイジェスト　54

第4章　理論的背景（中・上級編） —————————————— 61

1. 序論　61
2. ヒトの動きと五行　62
3. M-Test と五行　65
4. 治療点としての五行穴　68
5. その他の治療点　76
6. まとめ　78

第5章　M-Test の実際（中・上級編） ————————————— 81

1. Step 3 の治療　81

2．所見からツボを読む　90

第6章　治療器具と手技 ── 97

1．治療器具　97
2．手技　99

第7章　症例 ── 101

第8章　M-Test 症状別治療──初学者のためのファーストステップ ── 115

1．使用手順と使用例　116
2．症状別治療　118
　1）肩こり，頸こり，寝違い　118
　2）肩痛，肩や腕のだるさ，背中のはり　119
　3）肘の痛み　120
　4）手首の痛み　121
　5）腰痛　122
　6）股関節痛　123
　7）膝痛　124
　8）足関節痛　125
　9）頭痛　126
　10）こむら返り，下腿の痛み，アキレス腱部の痛み　127
　11）胃腸症状　128
　12）頭位性めまい　129
　13）月経痛，月経不順　130
　14）排尿異常　131
　15）眼精疲労　132
　16）足のふるえ　133
　17）手のふるえ　134

おわりに──将来展望・M-Test のこれから　135
参照文献　139
所見用紙　141

索引　143

MEMO

1. 症状の程度をスコアでうまく表現できない場合　30
2. 代償運動とは　40
3. 経絡の流注や皮膚のテンションを考慮する　44
4. なぜ患者の自覚症状のスコアが0になるまで治療をしないのか？　50
5. 専門医へのコンサルト　52

Coffee Break

1. ケア・ワークモデル研究会とは　6
2. 経穴に2つのロケーションが!?　どちらが有効？　44
3. 歯科医の症例では，どのようなストレッチを指導したのか？　51
4. M-Testの海外事情(1)　79
5. M-Testの海外事情(2)　80
6. M-Testに関する研究　80
7. M-Testの国内事情　96
8. だれでもM-Testを学ぶことができるのか？　96
9. 深い鍼でも浅い鍼でも効果に差はない!?　114

別冊付録

- M-Test 7原則　1
- 所見用紙（初心者用）　2
- 24穴のロケーション　3
- 所見の取り方と診断　9
- 上肢前面の治療手順（基礎治療）　10
- 下肢前面の治療手順（基礎治療）　11
- 上肢後面の治療手順（基礎治療）　12
- 下肢後面の治療手順（基礎治療）　13
- 上肢側面の治療手順（基礎治療）　14
- 下肢側面の治療手順（基礎治療）　15
- 24穴サークル（日本語：漢字表記版）　16
- 24穴サークル（WHO表記版）　17

表紙イラスト：茂本ヒデキチ

序論

　M-Test（経絡テスト）は，誕生してやがて20年が経過する。その間，人の成長と同じように成長し続けて，その成長の過程はこれまで出版された5冊の本[2～6]の中で表現されてきた。しかしながら，ここ数年の著しい成長については未だまとめられていない。

　当初，M-Testは「経絡テスト」と呼称していたが，2006年にケア・ワークモデル研究会（Coffee Break 1，6頁参照）を設立するにあたり，より広い人が利用できる診断治療体系の確立を目指して「M-Test」と簡潔な呼称に改めた。経絡という言葉を避けたのは，この言葉が医学界であまり知られていないためにスムーズな普及を妨げる要因になると考えたからである。経絡テストを「The Meridian Test」，「Motion-induced somatic response Test」とも表現していたので，M-Testはこれらの頭文字をとったことになる。好都合にも筆者の名前であるMukainoのMを意味する名称ともなった。

　なぜ，M-Testは誕生したのか。これから学ぼうとしている人のために，その背景と開発された経緯について語ってみよう。それを知ることがM-Testについての理解を深める確実な道となるであろう。

　鍼灸師の息子として生を受けた筆者は，小児期からずっと父の治療で治っていく人を垣間見ながら，いつの日か鍼灸の未知なる素晴らしい力を医療の中で生かしたいとの思いを抱き続けて医学を志した。内科医として働き始めた1971年以来，主として大学病院で鍼治療を応用しながら，西洋医学的手段のようなわかりやすいスタンダードな方法がないものかと思い悩んできた。転機は1989年に訪れた。新設される体育学部大学院のスポーツ医学部門の責任者として転属したからである。

　これをきっかけに，体育館に併設されている診療室で多くのスポーツ選手の鍼治療に携わるようになり，あるとき診察した19歳の女子バレーボール選手からスタンダードな方法を見出すヒントを得た。彼女はスパイク時の肩痛を訴えて受診したが，肩には外見上異常がなかった。よく話を聞くと，数日前の練習中に転倒して膝や足首の外側に軽い打撲を受けていたが気にもとめていない様子だった。しかし，押さえてみると打撲部位に著明な圧痛があった。そこに刺鍼したところスパイク時の肩痛が即座に消失した。圧痛部位が胆経（GB）の陽陵泉（GB34）と丘墟（GB40）に相当したことから，次のような仮説を立てた。①局所のわずかな異常でもからだの動きの連鎖に影響し，動きに伴う症状の原因となる。②経絡・経穴を応用するとからだの動きに伴う症状を指標とした診断・治療法を開発できる。この仮説に基づいて他の例を観察しているうちに，ある時，"目から鱗が落ちる"ように，経絡と姿勢やからだの動きをリンクすることで，動きに伴う身体症状を指標とした診断および治療ができることがわかった。

　このテストは痛みなどを誘発ないし増悪させる動きの分析から治療すべき経絡を判

断する方法で，治療すべき経絡を容易に，迅速に，的確に判断でき，しかも，病態の変化も把握しやすく，同時に効果判定の指標としても有用であった．体育学部転属時から兼務している大学病院でも運動器に限らず，さまざまな疾患や病態にも応用してみて，これはスタンダードな方法論になりえると確信した．1992年のことである．

　現在，医師になってすでに40年が経過したが，その後のM-Testの成長で以下のような特徴が明らかになり，医療に確実に生かせる方法論をやっと世に出せたと思っている．

　M-Testは東洋医学の経絡・経穴の考え方を基礎とし，誰もが容易に理解できる身体の動きに伴う症状から病態を把握できる．その特徴は西洋医学では見えてこない病気の側面を観察することを可能とし，患者1人ひとりが抱える症状・病態に合わせた医療を実現させる．また，治療プロセスから日常生活動作で起こる症状に潜むからだの歪みを推理できるので，どのようにケアすればよいかがわかる．M-Testは安全で簡便であり，診断・効果は的確かつ迅速である．また，管理・標準化が容易で構造化が可能であることから，診療プロセスの標準化システムを構築できる．

　2006年には，以前より懸案であった皮膚を傷つけない刺激ツールであるマイクロコーン（第6章で詳述）が商品化され，刺激の定量化が実現して，この標準化システムの構築はさらにはずみがついた．M-Testとマイクロコーンと皮膚の特性とが相互に影響を及ぼし合って展開される数々の現象は，これまでの医学の常識では測ることのできない未知の領域である．この原理を究め，臨床医学に広く応用する道を開くことは医療に新たな光を当てることに繋がるであろう．

　M-Testは，職種や専門の壁を越え，医療者相互の共通言語となりうる．さらには患者との普遍的な共通言語となり，患者個々人の抱える症状・苦痛を安全に的確に，かつ迅速に和らげるケアを実現する．さらに，その成果に基づいたケア・ワークモデルを開発できる．また，患者自らがセルフメディケーションに参加するという，患者参加型の新たな医療の実現に貢献できるにちがいない．

第 1 章

M-Test 概説

1　M-Test とは

　M-Test（経絡テスト，以下 M-Test）は，広義には「からだの動きを負荷することで経絡・経穴の異常を見つけ出す診断治療体系」のことで，M-Test の方法論（診断，評価，治療）すべてを含む総称である。狭義には，「経絡・経穴の異常を判断する身体動作テスト」を指す。例えば，"M-Test 陽性所見"と表現すれば M-Test を行い観察された陽性動作のことであり，"M-Test 治療"と言えば M-Test の方法論に従った治療を意味する。他にも，M-Test 所見，M-Test 評価法，M-Test 診断法などの表現が可能である。

　M-Test の最大の特徴は，からだの動きで伸展される経絡に着目して体系を組み立てたところにある。からだの動きを負荷する方法は簡便で安全であり，それに基づく診断や治療効果は迅速で確実である。

　さて，この体系の基礎となる経絡・経穴がどのようなものかは科学的に明らかにされていないが，1950 年に長濱らによって報告された経絡敏感人[7]とその後中国で研究された循経感覚伝達現象などから考察すると，経絡・経穴は情報伝達系[8]と推測することができる。情報伝達系を構成する経絡とそれに所属する経穴は交通網に似た網の目のようなネットワークを形成している。言わば，経絡は路線，経穴は駅に相当する。このネットワークの異常はさまざまな症状の原因となっている。にもかかわらず，この異常は自覚されないことがほとんどであるため，このネットワーク異常を見出すことが病気の治療や健康の維持増進にとって重要なステップとなる。古より現代に至るまでに，この異常を見出すためにさまざまな方法論が伝承されてきた。しかしながら，それらは容易に習得できないものや再現性に欠けるものであったことから，簡便で誰が行っても同様な結果となる客観的な方法論が求められてきた。からだの動きを応用した M-Test は，この条件を満たす診断治療体系と考えられる。以下に特徴づけるポイントを示す。

2 M-Testを特徴づけるポイント

① M-Testは経絡を伸展させからだの動きを分析する。つまり，M-Testは症状を増悪したり，誘発したりするからだの動きを見つけることで経絡・経穴の異常を把握することを特徴とする。
② 動きは基本動作30項目，6ブロック（上半身の前面，後面，側面，下半身の前面，後面，側面）で構成される。6ブロックの動きは12経絡を伸展するからだの動きに相当し，五行論を用いて分析することも可能である。
③ 30項目のそれぞれの動きに伴い，身体症状が起こるかどうかを調べる。症状が誘発されたり増悪する動きを陽性とし，どのブロックの動きに異常があるかを判定する。
④ 治療は最も辛い動きが属するブロックから開始する。
⑤ 経穴選択は五行論を基礎とするが，これにこだわることなく他の方法論も応用する。例えば，華佗夾脊穴や耳の経穴などである。治療の順序はフローチャート化して，6ブロックごとのDecision Treeがある。Decision Treeは効果発現の確率が高い治療からスタートできるようにステップを組み立てている。
⑥ 経穴を指で軽く触れながら陽性動作を行ってもらい，所見が顕著に改善するかどうかを判断する。有効と判断した経穴に皮膚を傷つけない刺激ツールであるマイクロコーン（東洋レヂン社製，第6章参照）あるいは鍼長0.6 mmないし0.3 mmの円皮鍼（セイリン社製，第6章参照）を用いる。

3 M-Testが可能とすること

症例を示しながらM-Testが可能とすることを考察する。

ある秋に，3人の女性が受診した。1人は35歳で肩痛，もう1人は54歳でめまい，残りの1人は65歳で肘周辺の痛みとしびれを訴えた（図1-1）。通常，西洋医学では3例それぞれを異なった病気と考え診断が行われ，治療が展開される。一方，M-Testからみると，それぞれの症状を増悪する動きは右肩の伸展，頸の後屈，右上肢の回内で，これらはいずれも上肢前面を伸展する動作であり，同じ治療が選択される。上肢前面の動きは，肺経（LU）と大腸経（LI）を伸展させる動きであり，これらの異常と判断され治療が行われた。3人の症状は，いずれも栗むき作業後に発症していた。日本人は栗むき作業を包丁で行うことが多く，特にシーズンになると1日に数kgむいて栗ご飯や渋皮煮などにする人もいる。包丁での栗むき作業では，特に母指と示指に力を入れるので，これらの指に分布する肺経（LU）・大腸経（LI）に沿って動きの異常が発生したと考えられる。3症例とも1ないし2回の治療で軽快した。また，初夏には梅干しを漬ける際の紫蘇揉みなど日本人の生活を反映した使い過ぎの症例が各シーズンで観察される。

ある64歳の男性プロゴルファーは，8年前からスイング動作で右下肢全体に痛み

3. M-Testが可能とすること

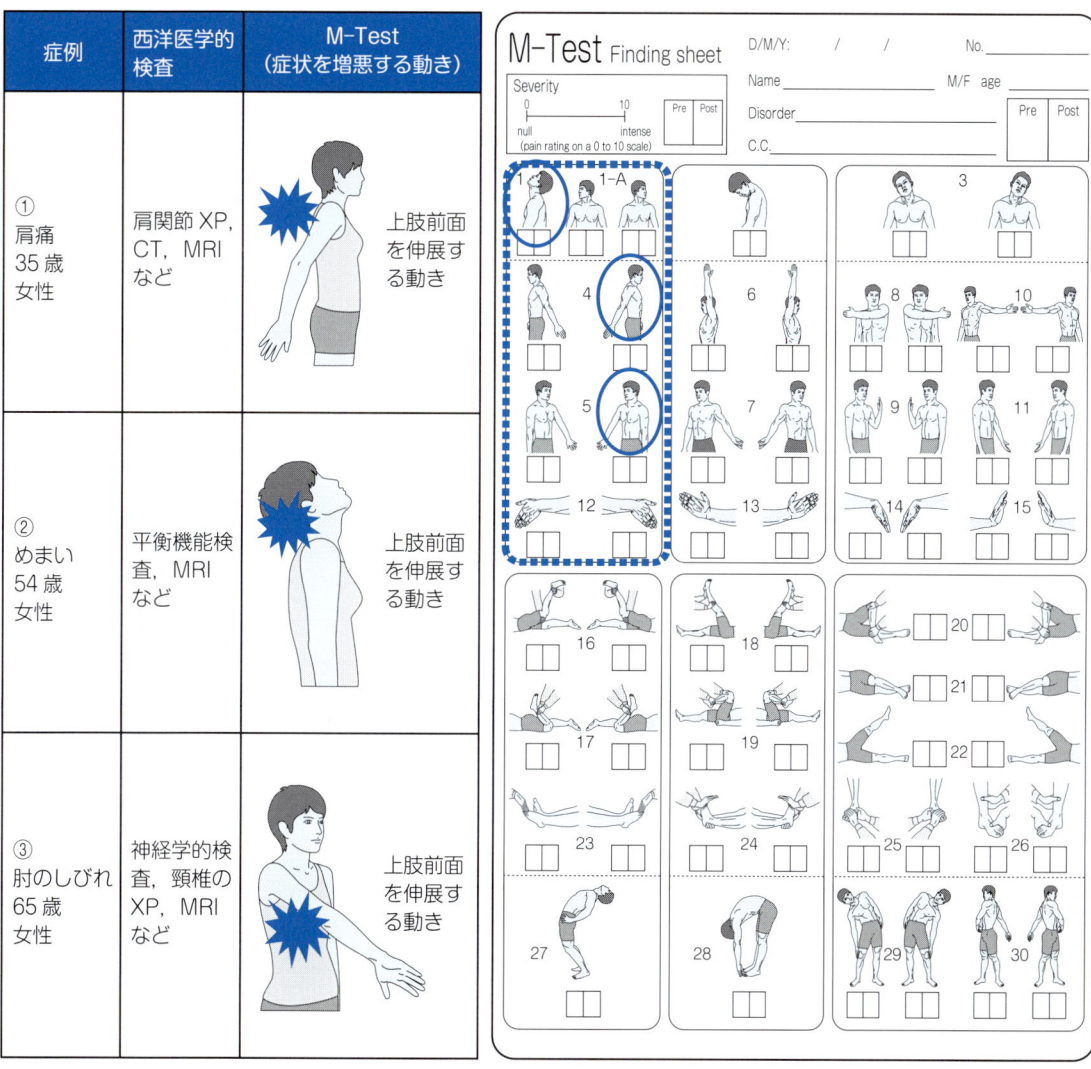

図1-1 ある秋に続けて経験した3症例

としびれが出現し，徐々に悪化して7年前からコースをラウンドできなくなった（図1-2）。MRI検査では，腰部脊柱管狭窄症と診断されたが効果的な治療はなかった。M-Testでは，本人の訴える症状とは反対側の左下肢前面の異常と判断され，M-Testの診断に基づき治療が行われた。その結果，初回治療の翌日にはゴルフコースをラウンドすることができた。2度目の治療以後フルスイングできるようになり，ドライバーの飛距離が以前より50ヤード遠くへ飛ぶようになり，3回目で治療を終了した。

これらの症例から見えてくるM-Testが可能とすることは以下のように考えられる。

1）異なる座標軸

M-Testでからだの動きを観察すると，病気を診る異なる座標軸を入手できる。東洋医学的なものの見方を基礎としているので，栗むき作業やプロゴルファーの例で示

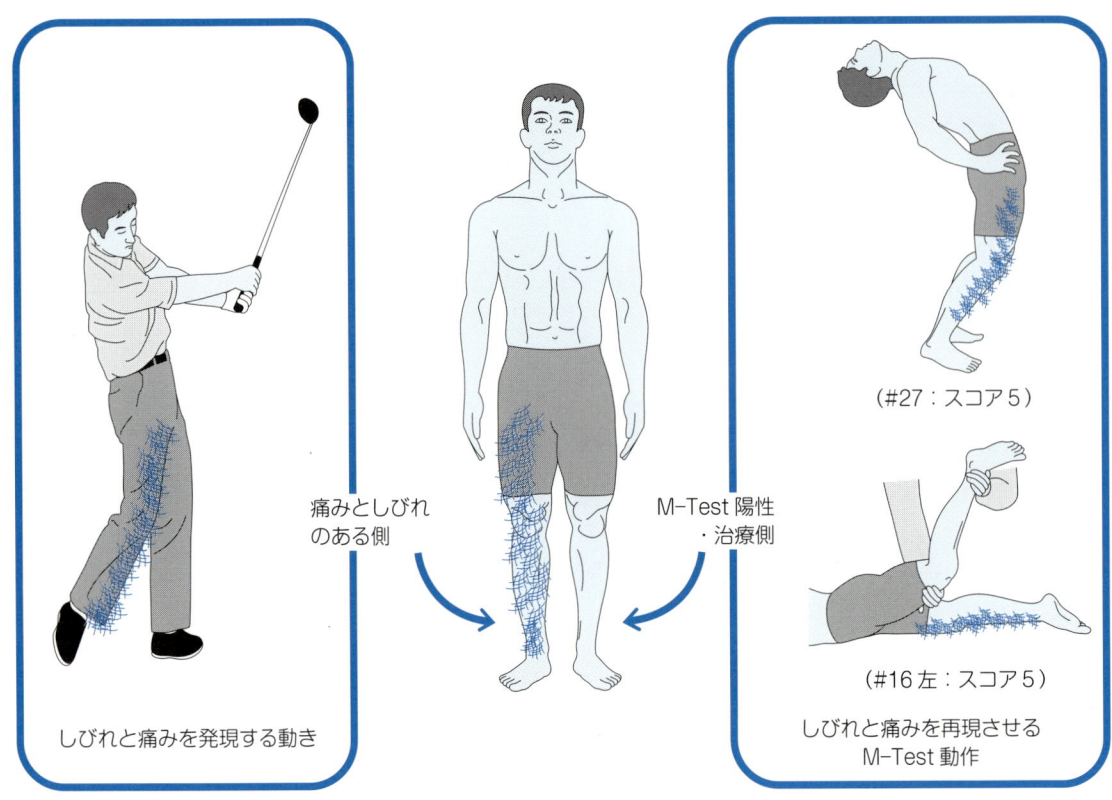

図 1-2　プロゴルファーの症例

したように西洋医学では見えてこない病気の側面を観察できる。

2) からだの歪みの推理

　栗むき作業の例で示されたように，治療プロセスからなぜ症状が発現したのか，そのストーリーを組み立てることができる。また，プロゴルファーの例のように器質的疾患があると判断された場合でも，M-Test を用いてからだの歪みを見つけ出すことで快適な日常生活が保障される。

3) NBM（Narrative-Based Medicine）の実現

　M-Test は患者自身の体験を理解することや，現に患者が困っている病気（患者の病気）を丸ごと尊重する，つまり NBM の実現を可能とする。同時に医師からみたデータに基づく病気（医師の病気），つまり EBM（Evidence-Based Medicine）に基づく判断とすり合わせることで，患者の新たな臨床像を浮上させることができる。

4) 共通言語

　栗むきの例などで示されたように，M-Test は東洋医学と西洋医学の共通言語になる。病態把握や治療が客観的であり，職種や専門の壁を越え，医療者相互の共通言語としても通用し，医療の中での認識を共有する手段となると考えられる。また，から

だを動かしてツボを触れるという手を使ったからだへの働きかけは医療に関わるすべての人たちと患者との共通言語にもなるので，これを介したコミュニケーションが形成できる。

5) Tailored Medicine

これまで述べてきた特徴は，患者1人1人が抱える症状・状態に合わせた医療であるTailored Medicineの実現を可能とする。現代医療においては普遍的な科学的真理を追究するEBMを重視するあまり，個別性にこそ意味や価値を見出そうとするNBMが忘れ去られることがしばしば生じている。しかしながら，M-TestはEBMとNBMの特徴をともに兼ね備えているうえに，EBMが力を発揮できない領域をカバーするのでTailored Medicineの考え方をさらに進化させる。

6) 鍼の診断・治療の標準化システム開発

M-Testにおける病態把握や経絡・経穴選択法は簡便で客観的であり，法則性に裏打ちされている。加えて経穴刺激も定量化されていることから，診断・治療の標準化システム開発が可能となる。

7) 経済効果

栗むきの例のような症状は現行の医療制度下で，さまざまな検査や治療の対象となるが，なかには検査の必要性が低いケースや，西洋医学では治療対象と判断されずドクターショッピングを繰り返す場合がある。プライマリ・ケアの領域ではこのような例がしばしば存在すると予測される。また，プロゴルファーの腰痛のように診断がついても効果的な治療法が見つからないケースは多い。しかしながらM-Testはこれらの症状にも対応できるので，M-Testを医療に導入する経済的メリットはとても大きいと考えられる。また，健康増進や未病治の面からもその経済的有用性は大きい。大手鉄鋼会社の現場労働者を対象として行われた研究[9,10]はこの予測が正しいことを端的に示している。

4 応用可能な領域

M-Testを応用できる領域はとても幅広いと考えられ，列挙してみると以下のようになる。

1) 医療・看護・介護の分野への応用

病気への対応が主となる領域で，これまでの医療・看護・介護の分野に応用すれば，患者の症状や苦痛をより迅速に確実に和らげられる。

2) 医療や産業の現場で働く人たちへの応用

病気の進行を防いだり，未病治を実現する領域への応用である。その有用性は大手

鉄鋼会社の現場労働者の運動器疾患にM-Testを用いた鍼治療を導入した研究[9,10]で明らかになっている。

3）セルフケアや住民の健康管理への応用

未病治を実現する領域への応用である。M-Testは，日常生活動作で起こる症状に潜むからだの歪みを推理できるので，どのようにケアすればよいかを示してくれる。症状があまり悪化しないうちに回復できるので，病気を早期に解決する手段としての応用が可能である。また，M-Testを日常的に用いることで病気を未然に防ぐことができ，QOL（Quality of Life）を高めることができる。

4）スポーツ選手への応用

アスリートの障害予防や競技力向上を実現する領域への応用である。スポーツ活動は多関節・多軸の動きからなり，1つの関節の動きといえども全身の動きと連動し，同時に他の関節の動きの影響を受けている。M-Testは，経絡を応用してこれらの相互関係の分析とその異常を修復できるので，障害予防や競技力向上における新たな領域を開発できる。その試みはこれまでの著書[4~6]に紹介している。

Coffee Break 1　ケア・ワークモデル研究会とは

2006年に向野義人を会長に，M-Testの普及と向上を目的とし，より広い人が利用できる診断および治療体系の確立を目指して設立された研究会である。M-Testは，個々人の特徴に合わせてケアする新たなワークモデルの開発を可能とするので，M-Testをさまざまな領域で活用することを目指して研究会活動を行っている。

当研究会では，M-Testの各種講習会や学術総会などを実施している。講習会の開催予定や活動状況など最新の情報は，公式ホームページやブログなどで入手できる。また，SNS（ソーシャル・ネットワーキング・サービス）などで情報交換や情報を配信していく予定である。詳細は，"ケア・ワークモデル研究会"を検索のうえウェブサイトをご覧いただきたい。

第2章

理論的背景（基礎編）

　動きに伴って誘発される痛みや愁訴を容易に軽減させるためには，まずその動きで伸展される部位に分布する経絡に刺激を加えることが最も効果的であることを，筆者らは多くの例で観察してきた。そして，この観察を基に症状と関連の深い経絡を容易に，迅速に，簡単に，かつ確実に判断できる方法論として M-Test（経絡テスト，以下 M-Test）を考案した。経絡の伸展と関わる1つ1つの動きと身体感覚を確認し，それを東洋医学の考え方である経絡で統合するのが M-Test である。この章では，M-Test の理論的背景について解説する。

1　ヒトの動きの分析と治療

　ヒトの動きを支えているのは，筋肉，腱，靱帯，そして骨で形成される関節であり，それらを統合しているのが皮膚である。近代医学においては，主として個々の関節の構造上の詳細な情報を基にした動きの分析を行ってきた。しかしながら，ヒトのような複雑な構造のもとでは動きは多関節に及び，さらに全体としての動きの調和が達成され滑らかな動きが実現している。例えば，橋本[11]が指摘したように，仰向けに寝て，足の第1趾で壁を突き破ろうとすると，足首→膝→腰→脊柱→頸→肩→肘→手首と力が入り，最後には顔面の筋肉や皮膚まで緊張してくる（図2-1）。この一連の動きに関わる部位に何らかの制限が加わると，全体としての動きの調和が妨げられ，病変が存在しない部位に痛みが生じることも起こりうる。つまり，1つの関節の動きといえども全身の動きと連動し，同時に他の関節の動きや皮膚の動きにも影響を及ぼしている。個々の動きにフォーカスするのではなく，一連の動きを全体として把握し，その調和を分析する必要がある所以である。

　近代科学のなかでこのような分析の必要性を示唆する理論として，建築家の Buckminster Fuller により構築された概念であるテンセグリティがある。この概念に基づくと30本の丸棒を正二十面体の対称性に基づいて空間配列し，ちょうど一筆書きのように1本の細い糸で連続的に繋いだものを作製できる。作製されたもののそれぞれの木同士はまったく接触していないが，糸（張力部材）が全体をバランスよく

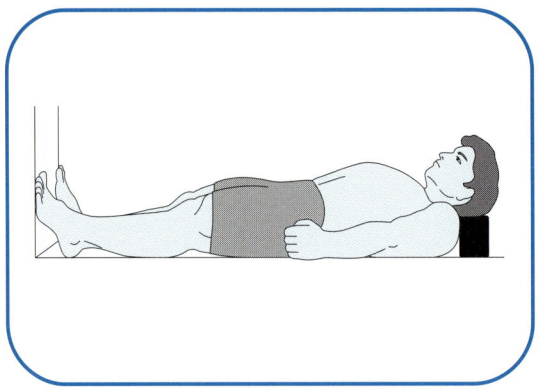

図2-1　壁を突き破ろうとする際の全身の連動
足の第1趾で壁を突き破ろうとすると，足首→膝→腰→脊柱→頸→肩→肘→手首と力が入り，最後には顔面の筋肉まで緊張してくる。

引っ張り，個々の木（圧縮部材）がその力を受けとめるようになっているため，全体は統合されて極めて安定している。張力部材である糸を一部切ってしまっても，少し全体が変形するだけでうまく釣り合い，その構造を保つことができる。これは張力と圧縮力がシステム全体の中にうまく分散して釣り合い，システム自体が力学的に安定化する構造を示すという考え方である。この考え方を生物に応用したDonald E. Ingberは細胞の変形を単純なテンセグリティモデルで再現できることを証明し，そのモデルを用いて細胞の形態や機能ならびに遺伝子プログラムがテンセグリティの原則に影響を受けることを明らかにした[12]。さらに，彼は細胞という単純なモデルで観察される現象を敷衍してテンセグリティの原則をヒトの身体構造そのものにあてはめることができると提唱している。例えば，筋骨格系には，206の骨，約600もの筋肉とそれをつなぐ多数の関節が存在するが，ヒトが垂直に立って安定しているのは，筋肉や腱，靱帯による張力を圧縮力に耐える骨が受けとめ全体として複雑なテンセグリティ構造をつくって体を支えているためだと推測している。

このような原則はヒトの動作時にも同じように働き，身体のバランスを保持させる仕組みとなっていると推測される。ヒトの動作，例えば図2-2に示したフィギュアスケートの技の1つであるレイバックイナバウアーは極めて美しい動きになっている。この動きにもテンセグリティの原則が作動していると考えられる。この動きは一方で，多関節の動きの連鎖で成り立っており，力学的に1つに結びつきバランスが保たれている。個々の動きにわずかでも異常が起これば，テンセグリティの原則が十分に機能しなくなる。その結果，多関節の動きの連鎖がスムーズでなくなり動きの美しさが失われるとともに，動きの連鎖に連なる部位の一部に痛みやつっぱりなどが出現する可能性がある。その後，Ida P. Rolfにより提唱されたストラクチュアル・インテグレーション[13]やThomas W. Myersにより提唱されたアナトミートレイン[14]は，テンセグリティ仮説をより詳しく論じることを可能とした。創始者の名に因んでロル

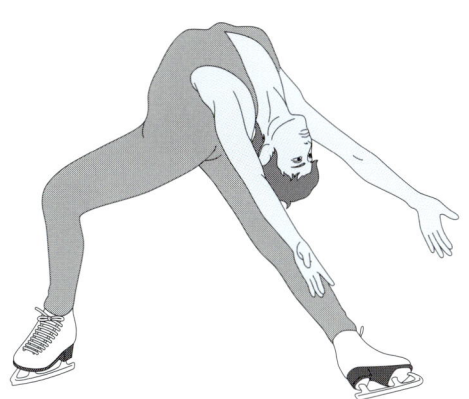

図 2-2　レイバックイナバウアー（フィギュアスケート）の動き

フィングとも呼ばれるストラクチュアル・インテグレーションでは人体を結合組織のネットワークで構成されるシステムと見なしている．特に，このネットワークを構成する筋膜系の役割が重要であるとし，日常動作で生じるこのネットワークの偏りで姿勢などが歪むと考え，それを修正するボディワークを用いて身体バランスを修復することを論じている．一方，アナトミートレインでは人体に筋・筋膜経線があると仮定し，筋・筋膜のネットワークが張り巡らされて複合的に繋がっていることが姿勢と動作の安定を維持することを可能としており，これを治療に応用できるとの理論を提唱している．しかしながら，テンセグリティ仮説や以後に続いたロルフィングやアナトミートレイン説は，いまだヒトの身体の動きを詳しく分析してどこにどのような応力を加えるとテンセグリティの原則が十分に機能するようになるかを示す方法論としては不十分であると考えられる．

　一方，東アジアの先人が遺した知恵にはその方法論が内蔵されている．経絡・経穴という概念がそれに相当する．古典によれば，経絡は経穴（ツボ）を連結しながら主として指趾から体幹ならびに頭頸部にかけて身体を長軸に走行するルートであり，向野によって開発された M-Test は，このルートとヒトの動きとの相互関連を検討できる．そのため，多関節の動きの連鎖異常を経絡の異常として判断できると同時に，その異常を修復するためにどの経穴にどのような手法を用いればよいかも示してくれる．つまり，M-Test はヒトの動きを個々の動きにフォーカスするのではなく，一連の動きを全体として把握し，その調和を分析でき，どこにどのような応力を加えるとテンセグリティの原則が十分に機能するようになるかを明らかにしてくれる方法とみなすことができる．このような M-Test の原理を理解するためには，経絡・経穴と身体の動きとの相互関係を知ることが必要となる．

2　M-Test とヒトの動きの分析

　動きに伴って誘発される痛みや愁訴を容易に軽減させるためには，まずその動きで

伸展される部位に分布する経絡に刺激を加えることが最も効果的であることを，筆者らは多くの例で観察してきた。そして，この観察を基に症状と関連の深い経絡を容易に，迅速に，簡潔に，かつ確実に判断できる方法論として M-Test を考案した。経絡の伸展と関わる1つ1つの動きと身体感覚を確認し，それを東洋医学の考え方である経絡で統合するのが M-Test である。

　古典によれば，身体の隅々にまで分布する正経 12 経絡の気血が滞りなく巡ることが健康とみなされており，いずれかの経絡が強まり過ぎたり，また弱まり過ぎることがないようにするのが理想とされる。M-Test では経絡を流注する気血のバランスが保たれているかどうかを知る方法として身体の動きと経絡との関係に注目した。経絡について学び，経絡と身体の動きとの関わりを知り，M-Test を構成する基本動作の役割を理解することで，ヒトの動きの分析と治療が可能となるであろう。

1）経絡概説

（1）経絡の走行

　経絡は体の前面，後面，側面に分布する経絡群とそれぞれの面の中心に分布する経絡群(図 2-3〜5)からなり，その走行の特徴が近似するものを同じカテゴリーにまとめて表現する(表 2-1)。経絡は，正経と奇経，陽経と陰経，表裏経，同名経などに分類され，その特徴を以下に解説する。

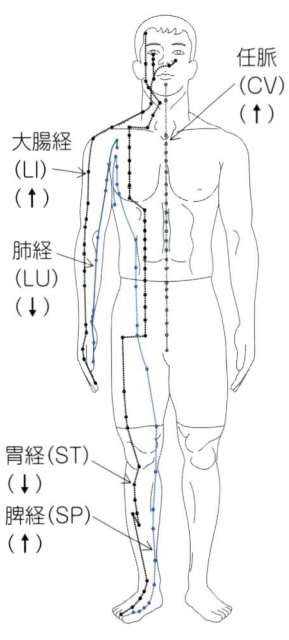

図 2-3　前面の経絡

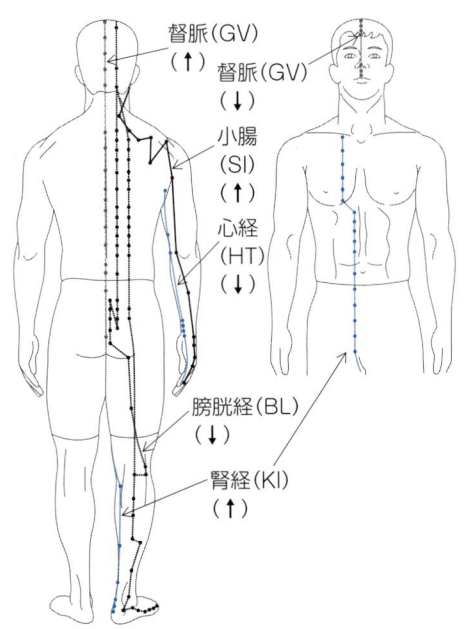

図 2-4　後面の経絡

経絡名の下の(↑/↓)は経絡流注の方向を示す。
例：大腸経(↑)……下(指先)から上(顔面)へ流注
図 2-4，5 も同様

2. M-Test とヒトの動きの分析

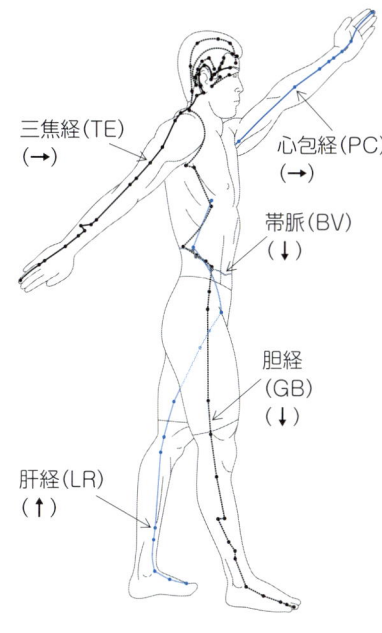

表 2-1　経絡の構成と分布

面		同名経(陰)	表裏経		同名経(陽)	中心軸(奇経)
			陰 裏(臓)	陽 表(腑)		
前面	上肢	太陰	肺経(LU)	大腸経(LI)	陽明	任脈(CV)
	下肢		脾経(SP)	胃経(ST)		
後面	上肢	少陰	心経(HT)	小腸経(SI)	太陽	督脈(GV)
	下肢		腎経(KI)	膀胱経(BL)		
側面	上肢	厥陰	心包経(PC)	三焦経(TE)	少陽	帯脈(BV)
	下肢		肝経(LR)	胆経(GB)		

図 2-5　側面の経絡

(2) 正経と奇経

　経絡には，正経と呼ばれる 12 種類と，奇経と呼ばれる 8 種類がある。正経は体の上肢前面に 2 種類，下肢に 2 種類分布し，後面および側面にも同様に上下肢に 2 種類ずつ分布するという構成になっており，合計して 12 種類となる。

　8 種類ある奇経は，正経のバイパスと考えられている。正経である 12 経絡と任脈，督脈を合計した 14 経を経絡の基本とした考え方が広く流布しているが，奇経の分布から考えると，奇経には前面，後面，側面の中心軸としての役割を担う経絡（任脈，督脈，帯脈）があることが 1 つの特徴である（図 2-3〜5）。

(3) 陽経と陰経

　正経は，陽経と陰経からなる。太陽の下で地上に四つん這いになったときに陽の当たる部分に分布する経絡を陽経，陰になる部分に分布する経絡を陰経と大別する。

　正経 12 種類のうち陽経に属するものは 6 種類，陰経に属するものは 6 種類である。また，経絡には"気血"の流れる方向（流注の方向）があるとされる。図 2-3〜5 に示したようにそれぞれの面における陽経と陰経の流注の方向は逆になっており，その方向には共通した特徴がある。

(4) 表裏経

　前面，後面，側面に分布する経絡は，それぞれの面に陽経が上肢に 1 本と下肢に 1 本，陰経も同様に上肢 1 本と下肢に 1 本分布している。つまり，身体の上肢の前面，後面，側面，下肢の前面，後面，側面それぞれに 1 対の陽経と陰経が分布している。

11

陽経は表，腑に分類され，陰経は裏，臓に分類される。これらの対をなす陽（表，腑）経と陰（裏，臓）経は表裏経と呼ばれる。表裏経には走行上の共通した特徴がある。

(5) 同名経

同名経は，前面，後面，側面それぞれの面における上肢と下肢の陽経相互あるいは陰経相互の組合わせであり，上肢・下肢で分布する位置が類似するものを同じカテゴリーとした分類である。

陽経相互の組合わせで，前面に分布する経絡は陽明と冠され，陽明大腸経および陽明胃経と呼称される。太陽と冠されるのは後面に分布する経絡で，太陽小腸経と太陽膀胱経と呼ばれる。少陽と冠されるのは側面に分布する少陽三焦経と少陽胆経である。また，陰経ではそれぞれ太陰肺経と太陰脾経，少陰心経と少陰腎経，厥陰心包経と厥陰肝経と呼称される。

2) 経絡と身体の動き

この項では，四肢や頸部および体幹における経絡と身体の動きについて解説する。

(1) 経絡と四肢の動き

① 表裏経と身体の動き

身体の前面・後面・側面に分布する表裏経は，四肢における分布のパターンにより大きく2つに分類される。1つは表裏経が近接して走行する経絡群（A群）で1つの動きで類似の負荷がかかるものである。上肢では前面の肺経・大腸経，後面の心経・小腸経，下肢では前面の脾経・胃経，後面の腎経・膀胱経がこれに相当する。もう1つは走行が近接していない対立した経絡群（B群）で，1つの動きで対立した負荷がかかる特徴を有する。上肢側面に分布する三焦経・心包経，下肢側面の胆経・肝経がこれに相当する。

図2-6のA群に示したように，手関節を尺骨側に外転した場合には，第1指，第2指に起始停止のある太陰肺経（裏）と陽明大腸経（表）とに伸展負荷がかかる。また，橈骨側に内転した場合，第5指に起始停止のある太陽小腸経（表）と少陰心経（裏）とに伸展負荷がかかる。一方，B群に示したように手首を掌屈したときには，少陽三焦経（表）に伸展負荷がかかり，手首を背屈したときには厥陰心包経（裏）に伸展負荷がかかる。まとめると，前面・後面に分布する経絡（A群）には身体の動きに際して類似の負荷がかかり，側面に分布する経絡（B群）には動きに際して対立の負荷がかかる。このような分布の特徴は前腕・肘・上腕・肩に引き継がれている。また，このような上肢の特徴は同時に下肢においても観察される。

② 同名経と動き

同名経は陽経，陰経ともに四肢で分布する位置が類似しており，上肢・下肢における前面の経絡相互の動き，後面の経絡相互の動き，側面の経絡相互の動きを分析するときに用いることのできる分類である。

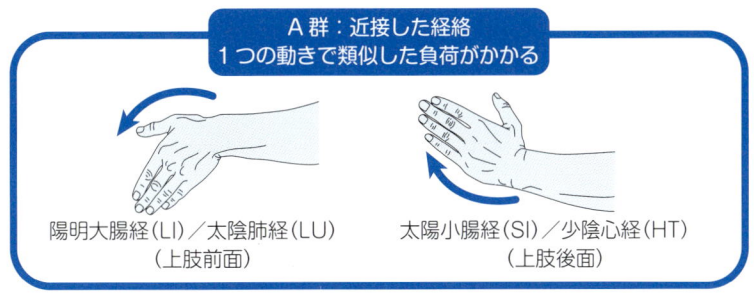
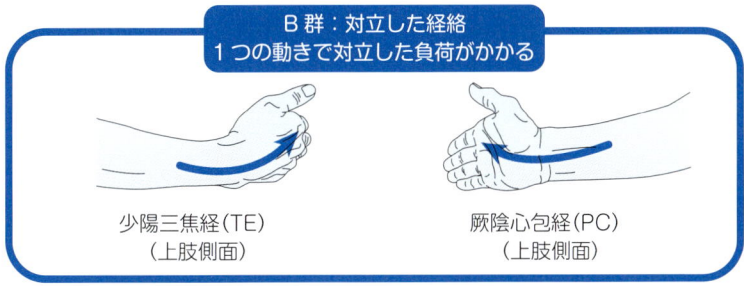

図 2-6　表裏経と動きの負荷

(2) 経絡と頸部の動き
① 表裏経と動き
　頸部には陽経（表）は分布するが，陰経（裏）は分布しない。しかしながら，頸部の前面，後面，側面の負荷動作を行いながら，陰経が分布する領域を手で触れてみると動きの影響がその部分にまで及んでいることがわかる。
② 同名経と動き
　同名経と身体の動きの関係は，顔の部分でつながる陽経の同名経で考察するとわかりやすい。図 2-7 に示すように，前頸部は陽明経（陽明胃経，陽明大腸経），側頸部は少陽経（少陽三焦経，少陽胆経），後頸部は太陽経（太陽小腸経，太陽膀胱経）の分布する領域になる。頸部を前屈すると太陽経が伸展され，後屈すると陽明経が伸展され，側屈すると少陽経が伸展される。つまり，動きに際して，同名経には類似の負荷がかかる仕組みになっている。
　陰経における同名経は，陽経の場合と異なり頸部で観察されるような同じ位置関係になることはない。

(3) 経絡と体幹の動き
　乳児期に獲得する基本的な動きは体幹の動きである。起立できるようになると，体幹の動きと手足の動きの調和が必要となり，四肢の経絡と体幹の経絡間の相互作用ができあがると考えられる。
① 表裏経と体幹の動き
　図 2-8（15 頁）に大腿部と臍の高さでの経絡の位置関係を示した。大腿部における経絡相互の位置関係は臍の高さでは異なってくる。下肢で近接した位置関係にあった

第 2 章　理論的背景(基礎編)

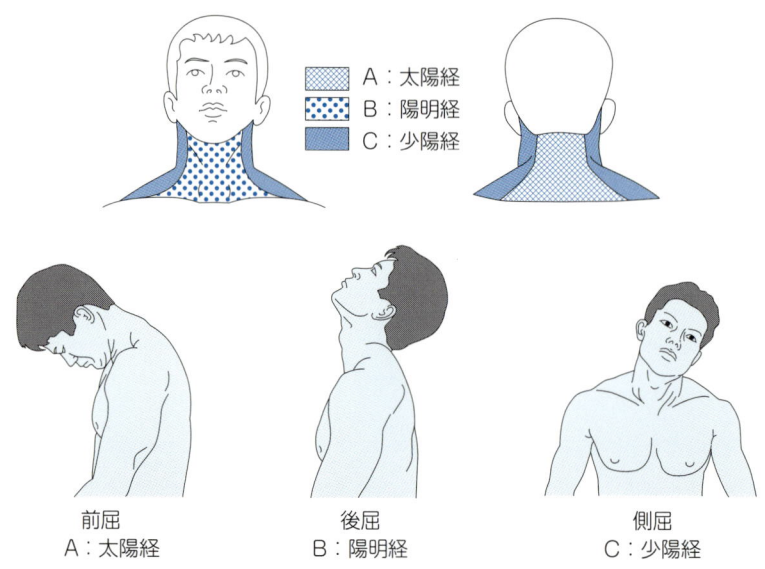

図 2-7　同名経と動きの負荷

腎経・膀胱経は臍の高さでは前面と後面に分布し対立した位置関係になっている。一方，下肢で対立した位置関係になっていた肝経・胆経は臍の高さでは近接して走行する。脾経・胃経のみが下肢と体幹でともに近接した位置関係を維持している。図 2-9 に体幹の動きと表裏経に伸展負荷のかかる動きを示した。下肢では後面の伸展負荷が腎経に対する負荷になるが，体幹においては，腎経は身体の前面に位置しているため，体幹を後屈する動きで伸展負荷がかかる。体幹の動きの異常を判断する際に腎経の関与を考えるべき必要が生じることがある。

② 同名経と体幹の動き

　頸部を除くと同名経を構成する上肢・下肢の経絡が同じ領域に分布することはないので，体幹の動きで類似の負荷を受けることはない。

③ 奇経と体幹の動き

　奇経のうち中心軸に分布する経絡，特に任脈，督脈はこれまで経絡全体を統括するものと定義づけられてきた。帯のように腰の周囲を一周する帯脈も同様に側面の中心軸としての役割を担っていると考えられる[2]。奇経と体幹の前面，後面，側面に対する伸展負荷の動きとの関連を図 2-10（16 頁）に示した。前面の伸展は任脈の伸展負荷となり，後面の伸展は督脈に伸展負荷を与え，側面の負荷は帯脈の伸展負荷につながる。

(4) 四肢・体幹の経絡と身体の動き

　これまでの考察をまとめると，経絡には①各四肢と体幹の連動，②上下肢と体幹の連動，③体幹中心軸と動き全体との連動の分析に役立つグループがあることがわかる。例えば図 2-11（16 頁）に示したように，身体を反ったり，前屈したり，側屈したりす

2. M-Test とヒトの動きの分析

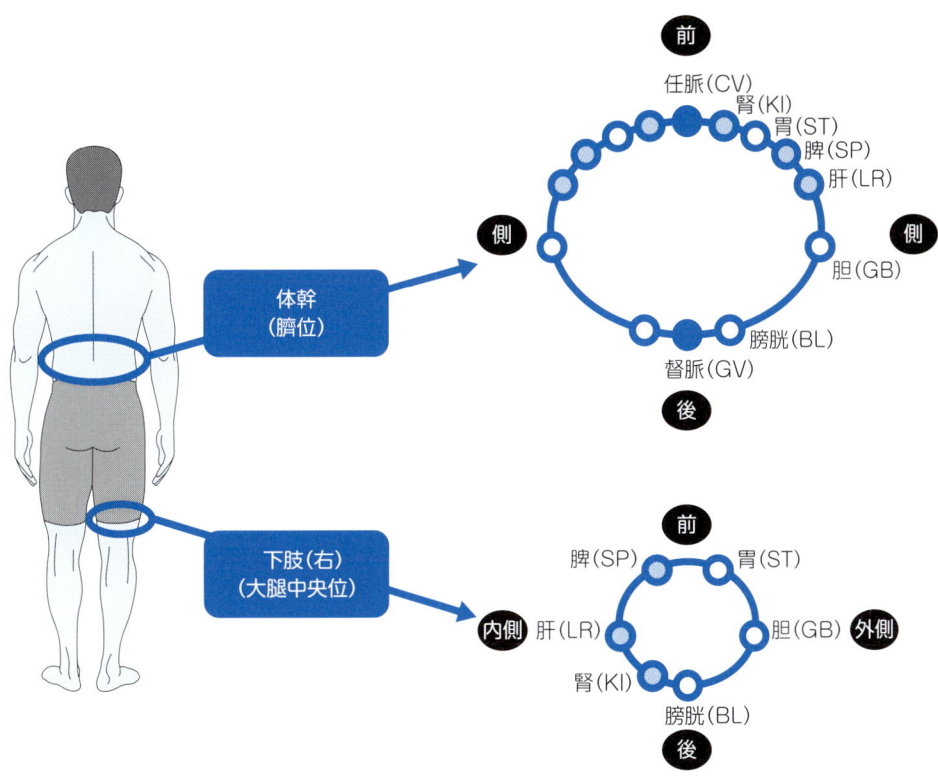

図2-8　下肢と体幹における表裏経の位置関係

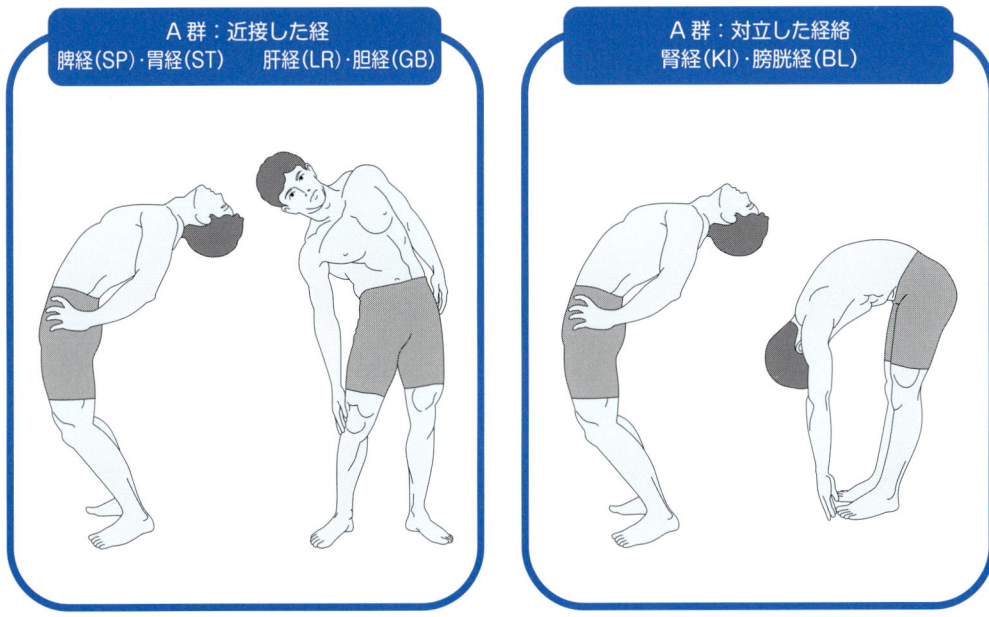

図2-9　体幹の動きの負荷と表裏経

第2章　理論的背景（基礎編）

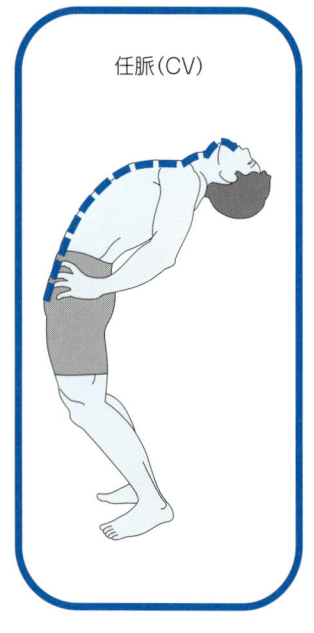
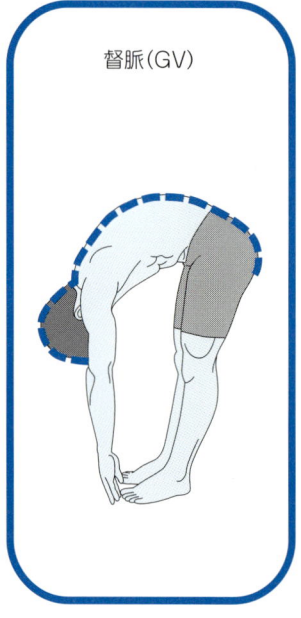
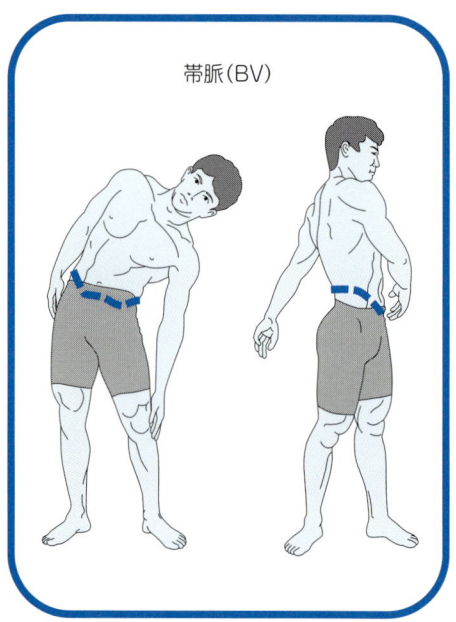

図 2-10　体幹の動きと奇経

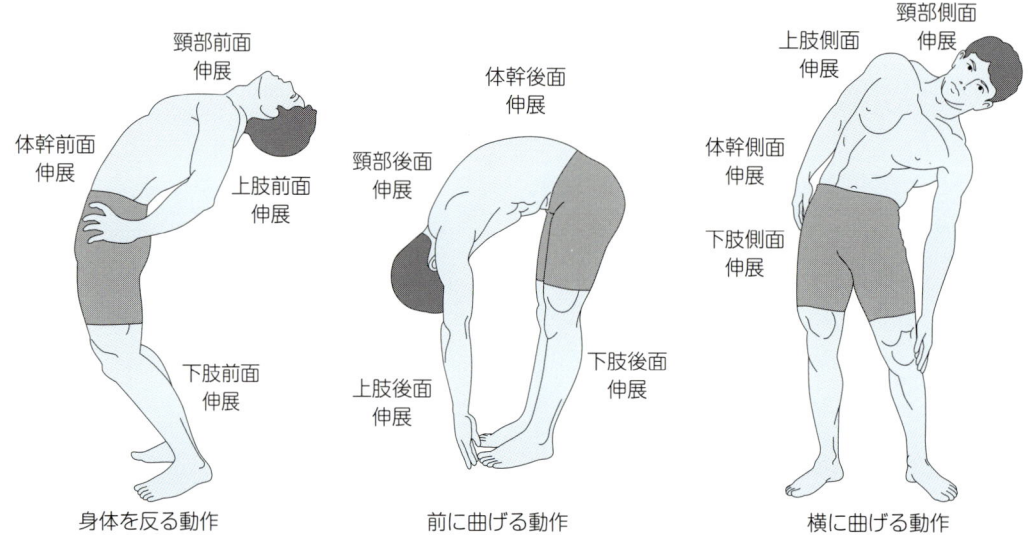

図 2-11　身体の動きと経絡

　るといった比較的単純な動作においても，それぞれ上肢の動き，下肢の動き，体幹の動きが存在し，それらの動きは相互に影響を及ぼしあっている。経絡のグループはこれらの動きの相互の影響を分析することを可能にする。このような見方で図 2-12 に示したゴルフのスイングを観察すると，上肢や下肢や体幹の前面，後面，側面が互いにどのように影響を及ぼしあっているかを分析できる。

2. M-Test とヒトの動きの分析

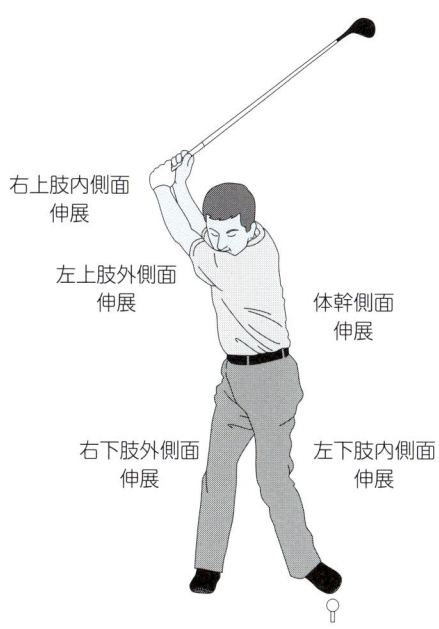

図 2-12 ゴルフスイングにおける動きの
　　　　バランスと経絡

3) M-Test を構成する動き

　M-Test は，身体の動きに伴う症状を指標とした診断・治療法である。経絡と身体の動きについての考察を基に，M-Test の動きを構成するにあたって，経絡が体の前面，後面，側面の上肢および下肢に分布する経絡群(表裏経)からなることを応用した。また，経絡に対する負荷動作は伸展負荷とした。なぜなら，動きに伴って誘発される痛みや愁訴を容易に軽減させるためには，その動きで伸展される部位に分布する経絡に刺激を加えることが最も効果的であることを，筆者らは多くの例で観察してきたからである。以上のことを踏まえ，M-Test を構成する動きは上肢(上半身)の前面・後面・側面，下肢(下半身)の前面・後面・側面の6つの表裏経に伸展負荷を与える基本動作30項目(図 2-13)とした。このことで，身体の動きを6つのブロックに分けて観察することが可能となった。

　図 2-13 に示した基本動作30項目(個々の動きについては第3章2を参照)は身体の前面，後面および側面を伸展する動きで構成されている。Aブロックは上肢前面で肺経・大腸経，Bブロックは上肢後面で心経・小腸経，Cブロックは上肢側面で心包経・三焦経，Dブロックは下肢前面で脾経・胃経，Eブロックは下肢後面で腎経・膀胱経，Fブロックは下肢側面で肝経・胆経に相当する。ブロック相互の関係を考察するには，中国古来の方法論である五行論を導入することができる(詳細は，第4章を参照)。

　動きの負荷を考案するに際して留意したのは前面の定義である。経絡における前面

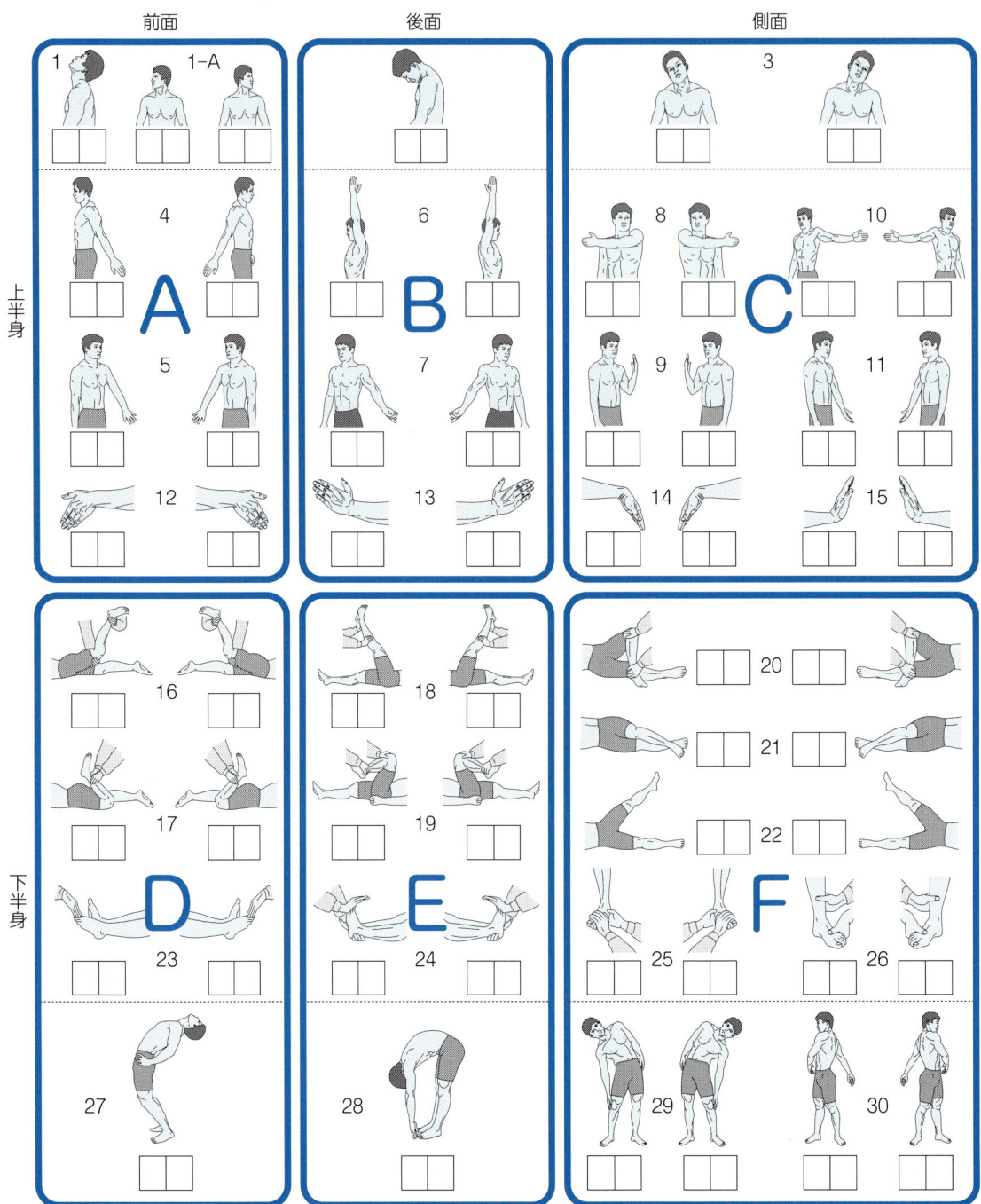

図 2-13　M-Test の動きとブロック
A～F の色枠内の動きは同じグループとし，それぞれのブロックごとに対応する経絡がある。

の定義は，解剖学と異なり"気をつけの姿勢(自然立位)"，つまり手掌は体側に向いて母指を前にした肢位で前にくる部分とされている。自然立位は，解剖学的立位(手掌を前に向けた立位姿勢)と異なり，身体の動きと機能との関連を分析するのに適した姿勢である。このことは両肢位で上肢を挙上して比較すると容易に理解できる。

また先に述べたように，表裏経のなかには腎経のように体幹でその走行が下肢後面から体幹前面へ移る経絡があるので，体幹の動きの異常を判断する際に腎経の関与を考えるべき必要が生じることがある。そして，頸部の動きの負荷では上下肢の同名経に同時に負荷がかかるので，頸部の動きの負荷における身体症状の評価については他の動きの所見を考慮した判断が必要となることもあることを留意すべきこととした。

3 治療点としての経穴

患者の病態を改善する目的で治療に用いられる経穴は選択を誤れば効果を発揮できない。そのためには正確な病態の把握が必須である。しかしながら，従来の方法は病態把握の手法が難しいことや痛みなどを訴える局所の病態に注意を向けすぎたことから，初学者にとっての経穴選択は多くの trial & error を繰り返すことでしか洗練できなかった。一方，M-Test では病態把握が容易で客観性に富み，それに対応する経穴選択にはわかりやすい原則がある。また，身体の動きを用いることで，選択した経穴の効果を確認できるので，初学者でも最も効果的な経穴を選択できる。つまり，経絡・経穴と身体の動きについて学ぶことは経穴選択の原則を理解する第一歩となると考えている。

経絡は経穴(ツボ)を連結しながら主として指趾から体幹ならびに頭頸部にかけて身体を長軸に走行するルートであるので，経絡が身体の動きの影響を受けると同様に経穴も身体の動きの影響を受ける。経穴の多くは筋腱の付着部，腱と腱の間，骨と骨の連結部，筋腹など，身体の動きに密接に関連する位置にある特徴を有し，身体の動きと経絡がリンクするときの中継点になっていると推測される。このことは，同時に経穴刺激が身体の動きに影響を与えることを示している。

1) 経穴概説

経穴は 361 あるとされ，五要穴(原穴，絡穴，郄穴，募穴，兪穴)や五行穴などに分類される(表 2-2)。

(1) 五行穴

五行穴は五兪穴ともいい，正経 12 経絡にそれぞれ存在する。井穴，栄穴，兪穴，経穴，合穴の 5 つで構成される。井栄兪経合にはそれぞれに特有な臓腑の気が流れているとされる。つまり，同じ経絡であっても五行穴には他の臓腑の気が流れているという特徴を有している。この特徴は経絡の相互関係を応用した治療に役立てることができる。

表 2-2 五行穴と要穴一覧

陰 Yin		井 well 木 Wood	栄 spring 火 Fire	兪 stream 土 Earth	=原穴 Yuan	経 river 金 Metal	合 sea 水 Water	郄穴 Cleft	絡穴 Luo	募穴 Mu	兪穴 Yu
肝 Wood	LR	大敦 LR1	行間 LR2	太衝 LR3	太衝 LR3	中封 LR4	曲泉 LR8	中都 LR6	蠡溝 LR5	期門 LR14	肝兪 BL18
心 Fire	HT	少衝 HT9	少府 HT8	神門 HT7	神門 HT7	霊道 HT4	少海 HT3	陰郄 HT6	通里 HT5	巨闕 CV14	心兪 BL15
心包 Fire	PC	中衝 PC9	労宮 PC8	大陵 PC7	大陵 PC7	間使 PC5	曲沢 PC3	郄門 PC4	内関 PC6	膻中 CV17	厥陰兪 BL14
脾 Earth	SP	隠白 SP1	大都 SP2	太白 SP3	太白 SP3	商丘 SP5	陰陵泉 SP9	地機 SP8	公孫 SP4	章門 LR13	脾兪 BL20
肺 Metal	LU	少商 LU11	魚際 LU10	太淵 LU9	太淵 LU9	経渠 LU8	尺沢 LU5	孔最 LU6	列缺 LU7	中府 LU1	肺兪 BL13
腎 Water	KI	湧泉 KI1	然谷 KI2	太谿 KI3	太谿 KI3	復溜 KI7	陰谷 KI10	水泉 KI5	大鍾 KI4	京門 GB25	腎兪 BL23
陽 Yang		井 well 金 Metal	栄 spring 水 Water	兪 stream 木 Wood	原穴 Yuan	経 river 火 Fire	合 sea 土 Earth	郄穴 Cleft	絡穴 Luo	募穴 Mu	兪穴 Yu
大腸 Metal	LI	商陽 LI1	二間 LI2	三間 LI3	合谷 LI4	陽谿 LI5	曲池 LI11	温溜 LI7	偏歴 LI6	天枢 ST25	大腸兪 BL25
膀胱 Water	BL	至陰 BL67	足通谷 BL66	束骨 BL65	京骨 BL64	崑崙 BL60	委中 BL40	金門 BL63	飛陽 BL58	中極 CV3	膀胱兪 BL28
胆 Wood	GB	足竅陰 GB44	侠谿 GB43	臨泣 GB41	丘墟 GB40	陽輔 GB38	陽陵泉 GB34	外丘 GB36	光明 GB37	日月 GB24	胆兪 BL9
小腸 Fire	SI	少沢 SI1	前谷 SI2	後谿 SI3	腕骨 SI4	陽谷 SI5	小海 SI8	養老 SI6	支正 SI7	関元 CV4	小腸兪 BL27
三焦 Fire	TE	関衝 TE1	液門 TE2	中渚 TE3	陽池 TE4	支溝 TE6	天井 TE10	会宗 TE7	外関 TE5	石門 CV5	三焦兪 BL22
胃 Earth	ST	厲兌 ST45	内庭 ST44	陥谷 ST43	衝陽 ST42	解谿 ST41	足三里 ST36	梁丘 ST34	豊隆 ST40	中脘 CV12	胃兪 BL21

母穴 MOTHER	自性穴 HORARY	子穴 SON

S.Knazawa

(2) 五要穴

　五要穴は原穴，絡穴，郄穴，募穴，兪穴のことを指している。M-Testでは原穴・絡穴・郄穴は基礎治療において用いる治療点である大筋群/経絡上の経穴として位置づけられる。募穴・兪穴は中・上級の治療で用いる中心軸へのアプローチの1つとして位置づけている。

① 原穴

　原穴は，臓腑の原気が通過し留まる経穴で，各経絡に1つずつ合計12穴ある。各臓腑の病変はそれぞれの経絡の原穴に反応が現れるとされている。

② 絡穴

　絡穴は，表裏経の中継点に相当する経穴で，12経絡それぞれに各1穴ずつある。任脈や督脈にも存在し，さらに脾の大絡（大包 SP21）が存在するため，全部で15穴ある。

③ 郄穴

郄穴の「郄」は間隙の意味があり，各経絡の脈気が集まる部位とされている。正経12経絡それぞれに1穴ずつ存在し，奇経8脈のうち4脈にあるので，合計16穴ある。郄穴は，その所属する経絡の関わる急性疼痛や内臓の急性症状に効果があるとされている。

（3）大筋群上の経穴

原穴，絡穴，郄穴など要穴・五行穴のほとんどは，肘や膝の末梢側に存在する。しかし肘から肩，膝から大腿にかけての部位にも治療に有用な経穴があり，基礎治療で用いる。

（4）兪穴と募穴

兪穴とは，体幹背部にある経穴で，五臓六腑それぞれの名称の後に"兪"をつけて呼ばれる。それぞれの経絡に1穴ずつ存在し，合計12穴ある。臓腑の経気が注いだり，その不足を調節したりするのに役立っているとされる。募穴は，臓腑の経気の集まる部位とされ，それぞれの経絡に各1穴，合計12穴あり，胸腹部に位置する。

2）経穴と身体の動き

五行穴や五要穴ならびに大筋群上の経穴はいずれも身体の動きとの関連が深い。この項では，五行穴，五要穴，大筋群上の経穴について触れるが，五行穴の詳細および兪穴・募穴と身体の動きは第4章「理論的背景（中・上級編）」で述べる。

（1）五行穴と身体の動き

M-Test治療では主たる経穴として五行穴を用いる。五行穴と身体の動きの相互関連の緊密さを示唆する症例を提示してみる。

59歳の男性。1年以上続く原因不明の両側肩痛を訴えている症例（図2-14）である。痛みを増悪する動きはM-Test所見#10肩の水平外転（両側）で，この動きに対して五行論に基づいて選択された4つの経穴を用いる。このケースでは，4経穴のうち丸で囲んだ2経穴，大陵（PC7）および天井（TE10）で痛みが軽減した。さらに，五行の相互関連に基づいて，これら2穴に対応する大都（SP2）と解谿（ST41）も同時に刺激したところ肩痛は消失した。原因は1年前から始めた毎日50回の腕立て伏せで，これらの経穴は腕立て伏せで負荷のかかる部位にあたる。つまり，腕立て伏せ開始時の姿勢（図2-15 写真上段）では大陵（PC7）と大都（SP2）に負荷がかかり，体を床に近づける姿勢（図2-15 写真下段）に移行するに際して天井（TE10）と解谿（ST41）に負荷がかかることが推測される。

このように五行理論に基づいた経穴選択はヒトの一連の動きで引き起こされる過負荷の影響を解決し，身体の動きの調和を回復させる可能性が高いと考えられる。第3章「M-Testの実際（基礎編）」では，五行論に基づいて選択された24経穴を用いる。

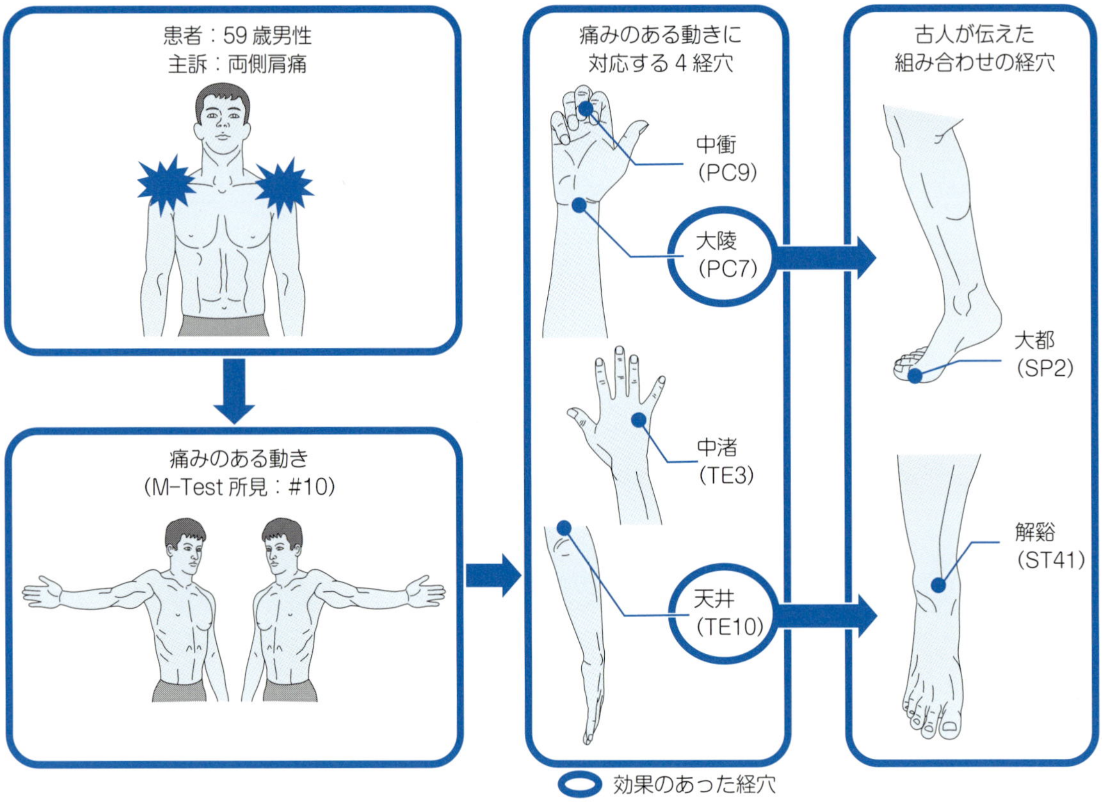

第 2 章　理論的背景（基礎編）

図 2-14　1 年以上続く，原因不明の両側肩痛の症例

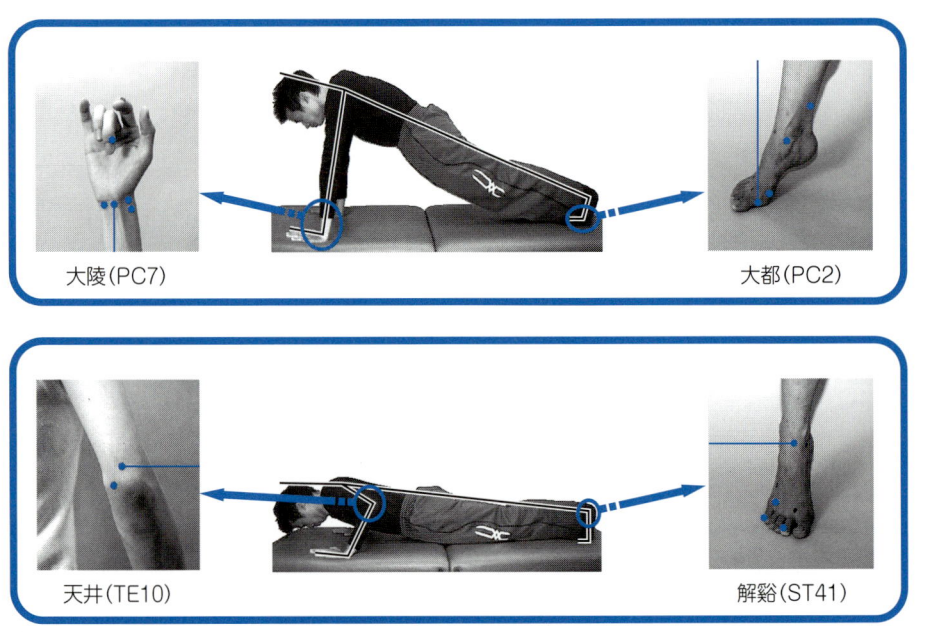

図 2-15　腕立て伏せで負荷のかかる部位とツボ

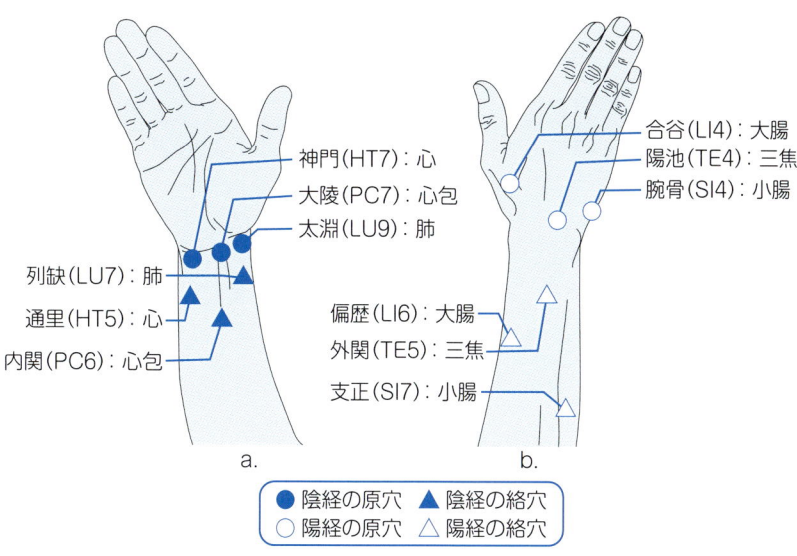

図 2-16　上肢の原穴と絡穴の位置

(2) 五要穴と身体の動き

　五要穴のうち原穴・絡穴・郄穴は M-Test の基礎治療で用いる大筋群/ルート上の経穴の一部として位置づけている。募穴・兪穴については，第5章「M-Test の実際（中・上級編）」で触れる。

① 原穴と絡穴（図 2-16〜18）

　原穴の位置には共通した特徴がある。例えば，肺経の原穴である太淵(LU9)は手関節近辺に位置している（図 2-16a）。一方，表裏経である大腸経の原穴である合谷(LI4)は，太淵より末梢側に分布する（図 2-16b）。手関節を尺屈すると，肺経と大腸経を伸展することになるが，この動きにおいて太淵(LU5)の位置は支点となりほとんど動かないが，合谷(LI4)の位置は伸展される（図 2-18a）。表裏経への動きの負荷において，陰経の原穴は支点に相当する部位になり陽経の原穴は伸展される領域にあるという特徴がある。この特徴は，近接して分布する表裏経グループ（A群）に共通している（図 2-18a，b）。

　一方，対立した位置に分布する表裏経グループ（B群）の心包経・三焦経（図 2-18c）では，心包経を伸展させる手関節の背屈に際しては心包経の大陵(PC7)は伸展される側となり三焦経の陽池(TE4)が支点となる。手関節の掌屈で三焦経を伸展させるときにはこの逆となる。

　下肢経絡の原穴の位置（図 2-17）は，上肢における原則とやや異なるが，類似している（詳細はこれまでの著書[3]を参照）。

　近接した表裏経グループ（A群）の絡穴は，陰経では，原穴と近接したところに位置し，陽経では伸展される部位に位置している。そのため，身体の動きの影響は原穴に類似する（図 2-18a，b）。原穴と異なる点は，陽経の原穴が陰経のそれより末梢側に位置するのに対し，陽経の絡穴は陰経のそれより中枢側に位置するという特徴であ

第2章 理論的背景(基礎編)

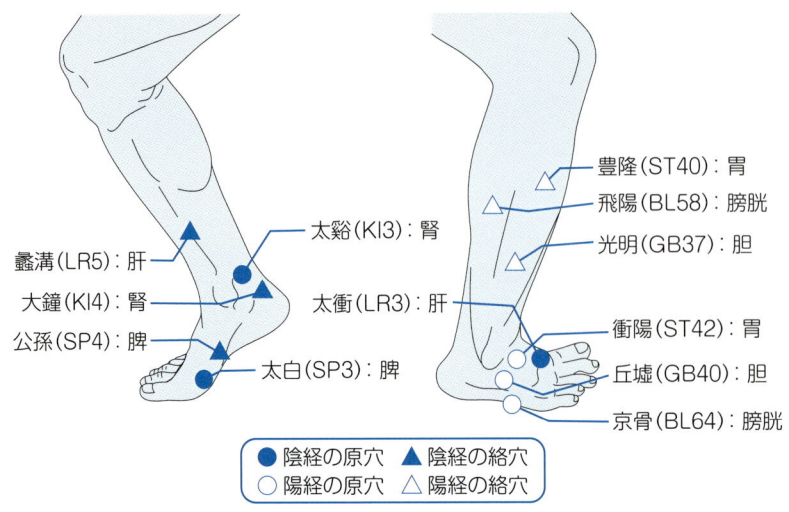

図2-17　下肢の原穴と絡穴の位置

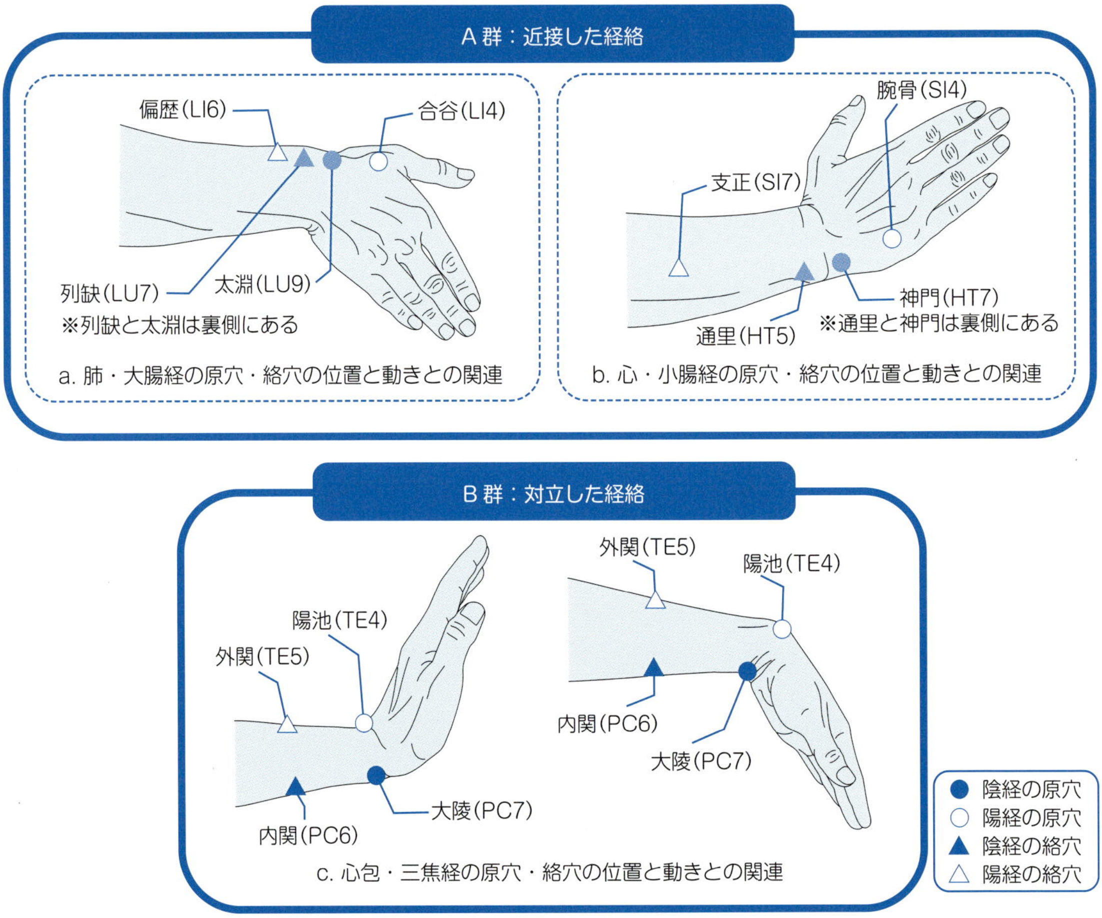

図2-18　表裏経(上肢)の原穴・絡穴の位置と動きとの関連

る。一方，対立する表裏経グループ（B群）では，心包経・三焦経における内関（PC6）と外関（TE5）（図2-18c）などのように対立する部位に位置している。

原穴や絡穴の位置の特徴は，原穴・絡穴が所属する経絡あるいは表裏経のバランスの乱れを回復させるのに有用であることを示唆している。例えば，表裏経の原穴・絡穴を同時に刺激すれば，支点に相当する陰経の原穴・絡穴と伸展部位にある陽経の原穴・絡穴への効果で，異常のある表裏経の動きを修復できる。

② 郄穴（図2-19, 20）

郄穴の位置には一定の法則性がある。上肢陰経について見てみると，肺経では孔最（LU6），心包経では郄門（PC4），心経では陰郄（HT6）と，尺側から橈側にかけて中枢へ向かって並んでおり（図2-19），これら3つの郄穴を結ぶと橈側高位の斜線が形成される。上肢陽経でも同様な分布がみられる。陽経，陰経ともに橈側高位に分布し，前面，側面，後面の順になっている。下肢陰経の郄穴は上肢とやや異なるが，前面高位の斜線が形成されることは類似している（詳細はこれまでの著書[3]を参照）。

郄穴の位置が前面に分布する経絡で高位となり，側面の経絡，後面の経絡と続く斜めの直線関係を形成するように分布しているという特徴は，動作時の筋肉や腱，靱帯による張力を受けとめる仕組みの1つである可能性がある。ヒトを家屋に例えれば，郄穴はあたかも家屋における梁のような存在であると推測される。郄穴への刺激が急性症状を頓挫させるのは，梁のバランスを取り戻し，動作時の筋肉や腱，靱帯による張力を受けとめる仕組みが修復されるためである可能性がある。

(3) 大筋群/ルート上の経穴と身体の動き

動きの異常がみられるブロックに対応する経絡上で見出される。この部位は日常生活における同じ動作の繰り返しなどで大筋群に形成される疲労部位に相当すると考えられる。これを見出す方法については後述する（第3章5参照）。

陰郄（HT6）：心
郄門（PC4）：心包
孔最（LU6）：肺

養老（SI6）：小腸
会宗（TE7）：三焦
温溜（LI7）：大腸

陰経の郄穴　　　陽経の郄穴

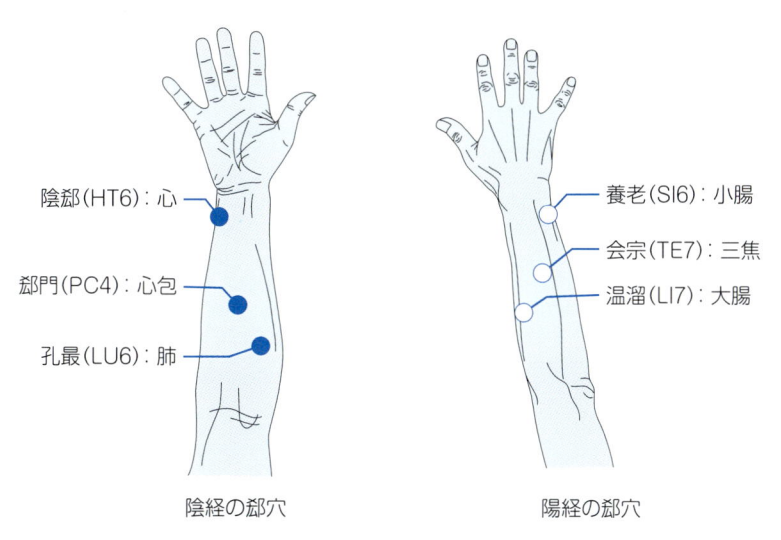

図2-19　上肢郄穴の位置の特徴

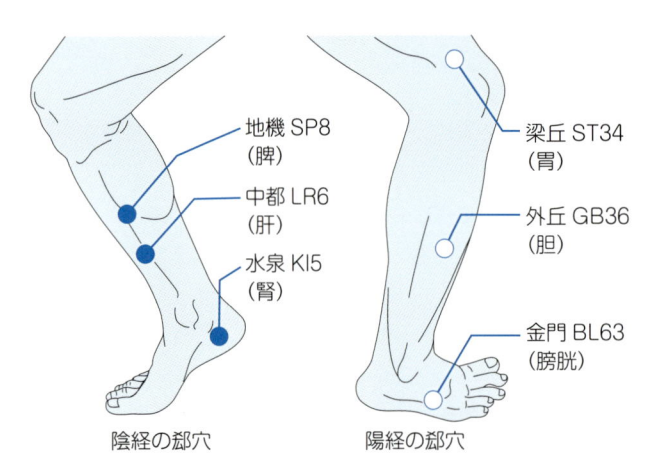

図 2-20　下肢郄穴の位置の特徴

4　まとめ

　ヒトの身体の動きを分析するには，関節個々の動きを詳細に解析するだけでは不十分で，一連の動きを全体として把握しその調和を分析する必要がある。近代科学にはこのような分析の必要性を示す理論として先に述べたテンセグリティ仮説，それに続くロルフィングやアナトミートレインの考え方があるが，いまだヒトの身体の動きを分析する方法としては不十分である。

　M-Test は経絡と身体の動きについての関係を応用し，ヒトの動きを個々の動きにフォーカスするのではなく，一連の動きを全体として把握し，その調和を分析する方法である。M-Test を構成する動きは身体の動きを6つのブロックに分けて観察することを可能とした。さらに，観察で明らかになるバランスの乱れた身体の動きを修復するために必要な経穴，例えば五行穴や五要穴などを刺激できる。つまり，M-Test はテンセグリティ仮説などで，いまだ実現していないどこにどのような応力を加えるとテンセグリティの原則が十分に機能するようになるかを示す方法論を展開している。経絡の分布や経穴の位置の特徴がこの方法論の実現を可能としており，経絡・経穴と身体の動きとの関わりを知り，M-Test を構成する基本動作の役割を理解することで，ヒトの動きの分析と治療が可能となる。このことはテンセグリティ仮説が提起した「身体のバランスを保持させる仕組み」の謎を解くことに繋がるだろう。

第3章

M-Test の実際（基礎編）

この章では，M-Test の診断から治療までの手順を，1. M-Test 所見用紙，2. M-Test 所見と陽性動作，3. 基礎治療，4. 治療手順，5. 有効な経穴の見つけ方の5つに分けて詳しく解説する．さらに，6. 基礎治療ダイジェストでは，1～5 を総括した内容を図示してベッドサイドで見ながら活用できるように配慮している．

1 M-Test 所見用紙

　われわれが日常診療で用いる所見用紙を図に示す（図3-1，2）。
　所見用紙に示した30項目の動作は，それぞれ上肢（上半身）のA前面，B後面，C側面，下肢（下半身）のD前面，E後面，F側面の計6ブロックに分類されており，所見用紙上では6つの枠で区切られている（図3-1）。つまり，個々の動きの負荷に対する反応をチェックすれば，その動きがどのブロックに該当し，異常があるか容易に判断できるように配置されている。また，所見用紙上には，身体の右側に伸展負荷を与える動作を右に，身体の左側に伸展負荷を与える動作を左に配置しており，左右どちらに異常があるか視覚的に容易に判断できるように工夫されている。所見に振られている1～30の番号は，実際に動作所見をとる際の原則的な順序を示しており，この順序でそれぞれの負荷に対する反応を確認しながら所見をとっても，すべての負荷テストは10分くらいで終了する。
　図3-2（29頁）に所見用紙の記載方法を示した。図中の①～⑪の番号は，以下の番号と一致する。
　この所見用紙には，通常のカルテと同様に，①受診日，②カルテ番号，③患者の氏名，④性別，⑤年齢，⑥疾患名，⑦主訴などの基本情報を記載する。
　動作所見では，それぞれの動作によって誘発される痛みやつっぱり，だるさなどの訴え（自覚症状）の程度を患者自身に「0」は問題なし，「10」は最高につらいとする0～10までの11段階で示してもらい，そのスコアを各動作の⑧治療前（Pre），⑨治療後（Post）の欄に記載する。加えて，主訴が全体的にどの程度の状態（つらさ）であり，

第3章　M-Test の実際（基礎編）

M-Test Finding sheet

D/M/Y： ／ ／　　No.＿＿＿＿

Severity
0 — 10
null　intense
(pain rating on a 0 to 10 scale)

Pre | Post

Name＿＿＿＿＿＿＿＿＿＿　M/F　age＿＿＿
Disorder＿＿＿＿＿＿＿＿＿＿＿＿＿＿＿
C.C.＿＿＿＿＿＿＿＿＿＿＿＿＿＿＿＿＿

Pre | Post

Anterior　　Posterior　　Lateral-Medial

上肢（上半身）前面　A ブロック
上肢（上半身）後面　B ブロック
上肢（上半身）側面　C ブロック
下肢（下半身）前面　D ブロック
下肢（下半身）後面　E ブロック
下肢（下半身）側面　F ブロック

© Yoshito Mukaino 2010　　Motion-induced Somatic Response Test

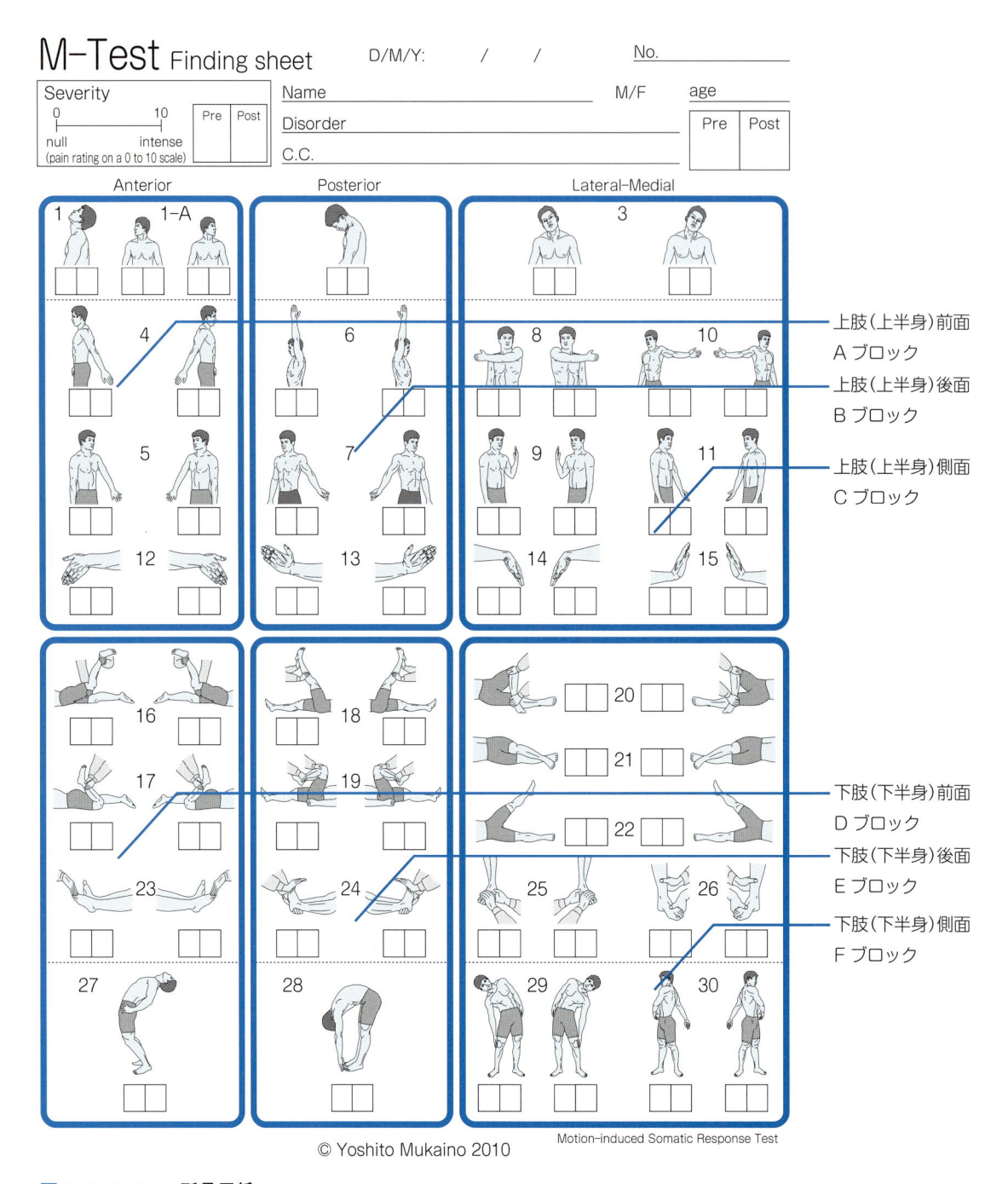

図 3-1　M-Test 所見用紙
基本動作は 30 項目，6 ブロックで構成されている。

　　治療後どの程度になったかも聴取して記載しておく（⑩，⑪）。これらの情報は，治療前後の患者状態の比較に加え，次回の治療までにどの程度治療効果が持続しているかを知ることができる。このことは，患者の変化を時系列に捉えることができるととも

1. M-Test 所見用紙

①D/M/Y　受診日
②No.　カルテ番号
③Name　患者氏名
④M/F　性別
⑤Age　年齢
⑥Disorder　疾患名
⑦C.C.　主訴
⑧Pre　治療前の各動作のスコア
　（#1〜30 それぞれの動作に記載）
⑨Post　治療後の各動作のスコア
　（#1〜30 それぞれの動作に記載）
⑩Pre　治療前の総合的な患者状態の
　　　　スコア
⑪Post　治療後の総合的な患者状態の
　　　　スコア

※ ⑧〜⑪は，自覚症状の程度を患者自身に 0（問題なし），10（最高につらい）の 0〜10 までの 11 段階で示してもらい，そのスコアを記入する。

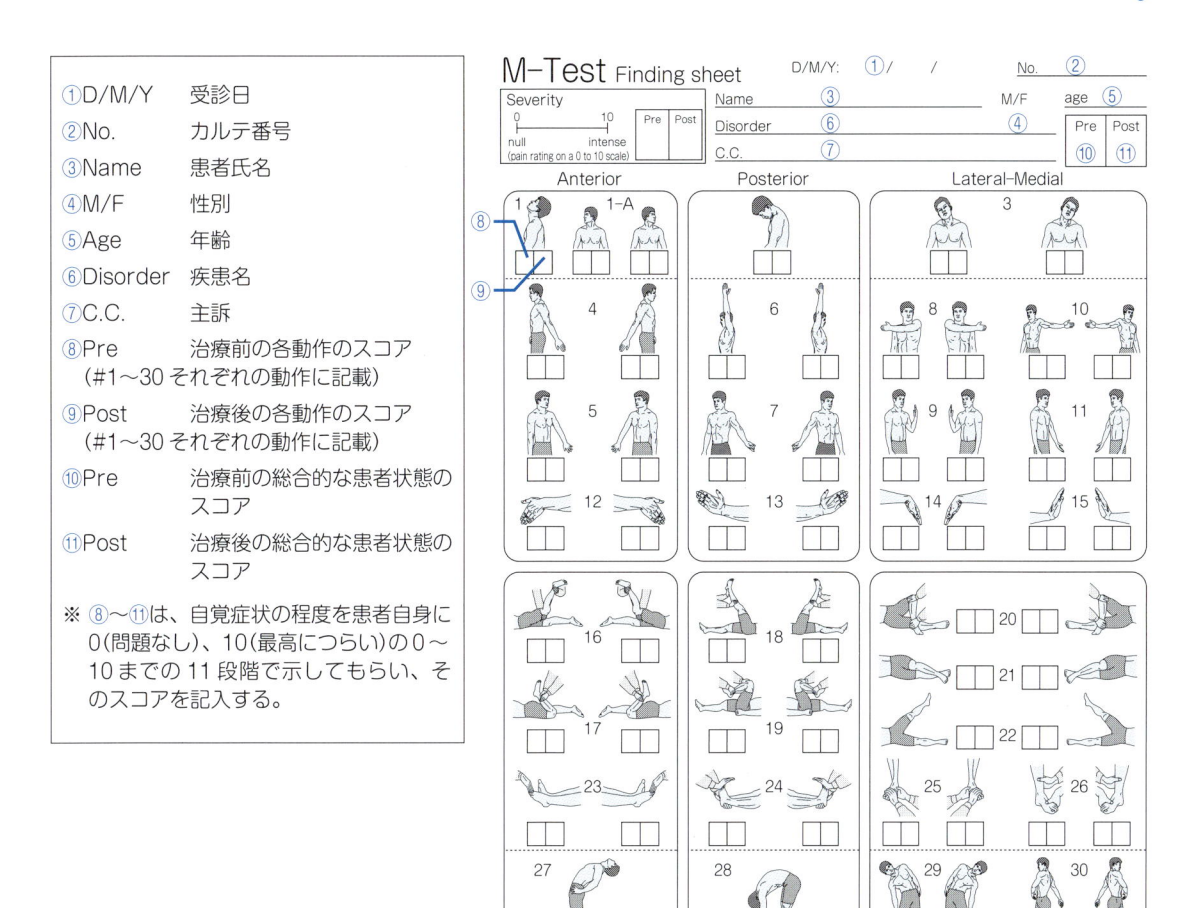

図 3-2　所見用紙の解説

に，回復速度を評価することを可能とする。

　この所見用紙に示す 30 の動作はあくまで基本で，異常のある経絡や部位や左右を特定するために，また個々人の身体の柔軟性に合わせて負荷を加えるためにいくつかのバリエーション動作を追加して行うこともある（第 3 章 2，**30 頁**で詳述）。また，患者状態や診療スペースなどに応じて，動作所見をとる順序を変更して行ってよい。

MEMO 1　症状の程度をスコアでうまく表現できない場合

症状の程度を0～10のスコアでうまく表現できない患者には，◎非常につらい，○ややつらい，△違和感ありなど簡単な表現にアレンジするのもよい。また，他動作を行うときには，自覚症状のスコアに加えて術者の手にかかる重さの左右差や角度の左右差，動きのスムーズさなども注意深く観察して所見用紙に記載しておくと治療の組み立てに有用な情報となる。

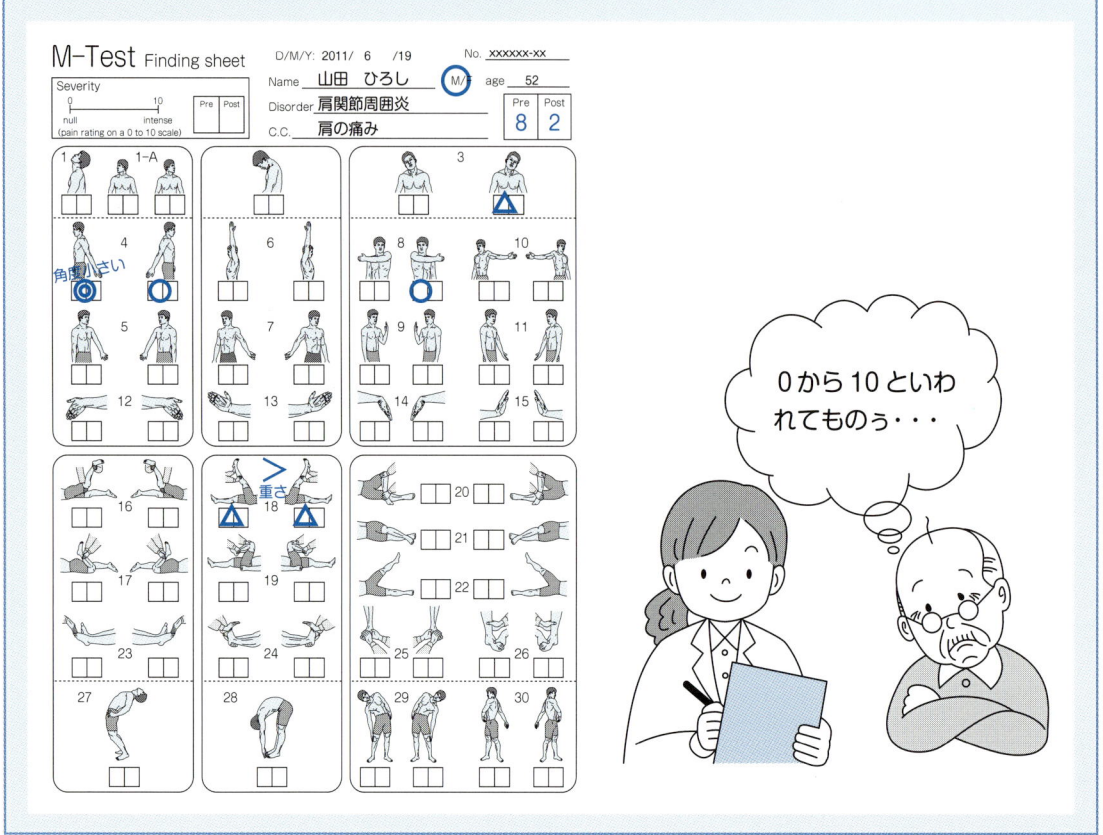

2　M-Test 所見と陽性動作

　M-Test 所見用紙に記入できる項目や記入に際する注意事項については，すでに概略を述べた。ここでは陽性動作の判定，M-Test 個々の動作，M-Test 所見の読み方について解説する。

1）陽性動作の判定（図3-3）

以下の判定基準を用いる。

（1）主たる4タイプの反応

「痛み」「つっぱり感」「だるさ」「違和感」の4つに大別している。

① 4種類の反応：
痛み，つっぱり感，だるさ，違和感

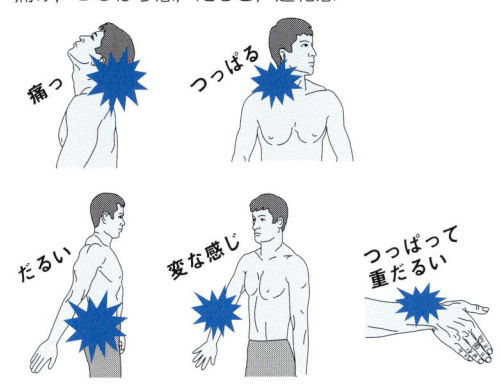

③ 負荷に対する抵抗（術者にかかる重さ）
例：#18 下肢後面伸展（股関節屈曲）

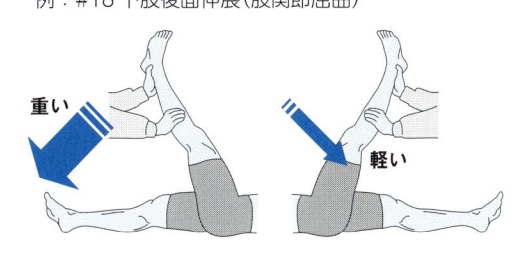

④ 負荷で誘発される，ふるえ，めまいなど

② 左右の動きの差・ROM の差

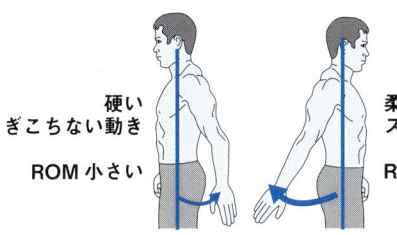

⑤ 姿勢や不可能な動作

図 3-3　陽性動作の判定

（2）左右差

左右差が観察されたときには，主訴を伴わなくとも陽性反応とする．左右差とは，ROM（Range of Motion：関節可動域）の差，他動における動作テスト時の抵抗感〔以下（3）を参照〕，動きの滑らかさなどを指す．

（3）抵抗感や重さ

例えば，図に示す #18 下肢後面伸展（股関節屈曲）の所見をとる際に，術者は持ち上げている患者の脚の抵抗感や重さを感じ取ることができるので，その左右差を比較する．術者は，治療前後でその変化を感じることで，有効穴の選択などに際して有用な目安にできる．

（4）振戦やめまいなど

パーキンソン病患者やめまいを訴える患者では，振戦やめまいが誘発されたり悪化したりする動きが見出される．有効穴選択の目安として用いることができる．

（5）姿勢や不可能な動作

急性腰痛などで M-Test 動作が困難な場合，痛みを回避するための防御姿勢（楽な姿勢）や代償運動から M-Test の陽性動作を推理する．

2）M-Test 個々の動作

　M-Test の 30 動作は関節のシンプルな動作で構成されており，自然立位または座位で行う．各動作は自動および他動で行われ，以下の原則に基づく．

　頸部の動作（#1～3），上肢の動作（#4～15），および体幹の動作（#27～30）は自動で行い，下肢の動作（#16～26）は他動で行う．ただし患者状態などを考慮して，自動が困難な場合には他動で，立位が困難な場合は座位で行ってもよい．また，心身ともに興奮状態にあるときには違和感や痛みをうまく感じとれない傾向にあるので，M-Test 動作は患者がリラックスした状態で行う．

（1）M-Test の各動作と留意点（図 3-4）

■ #1；頸部後屈，#1-A；頸部回旋

　「天井を見上げる」動作．猫背姿勢の患者では，痛みや違和感が出やすい動作である．特に高齢者の場合，後屈動作が困難な場合があるので，無理には行わせないよう注意が必要である．#1-A；頸部回旋動作では左右差を観察することができるが，#1；頸部後屈のように左右差を判断できない場合は，バリエーション動作として頸部を回旋後屈（*1）してもらうこともある．

■ #2；頸部前屈

　「自分の胸元を見る」動作．代償運動（脊柱の前屈）を行っている場合もあるので注意して観察する．頸部後屈と同様に左右差を特定するために，頸部を回旋前屈（*2）してもらう場合もある．

■ #3；頸部側屈

　「首をかしげる，耳を肩に近づける」動作．痛みがある人は，肩をすくめ頸部を肩に近づけようとする代償運動となりやすい．代償運動を行っている場合は，所見用紙にマークし，その動きに問題があることを記録する．

■ #4；肩関節伸展

　「気をつけの姿勢で，手を後ろに引く」動作．手のひらが前を向いたり，後を向いたりしないように注意する．また，伸展時にまっすぐではなく，外方へ開いたりすることも多いので注意して観察する．バリエーション動作として，またより詳細に検査するために*4 がある．

■ #5；肩関節内旋，#7；肩関節外旋

　「ドアのノブを回す」ような動作．上肢はリラックスした状態で行う．前腕のみの動きにならないように注意が必要．バリエーション動作として，またより詳細に検査するために*5，*7 がある．

■ #6；肩関節屈曲

　「気をつけの姿勢で，手を上に挙げる」動作．手のひらが前を向いたり，後を向いたりしないように注意する．また，挙上する過程でまっすぐではなく，外方へ開いたりすることも多いので注意して観察する．バリエーション動作として，またより詳細に検査するために*6 がある．

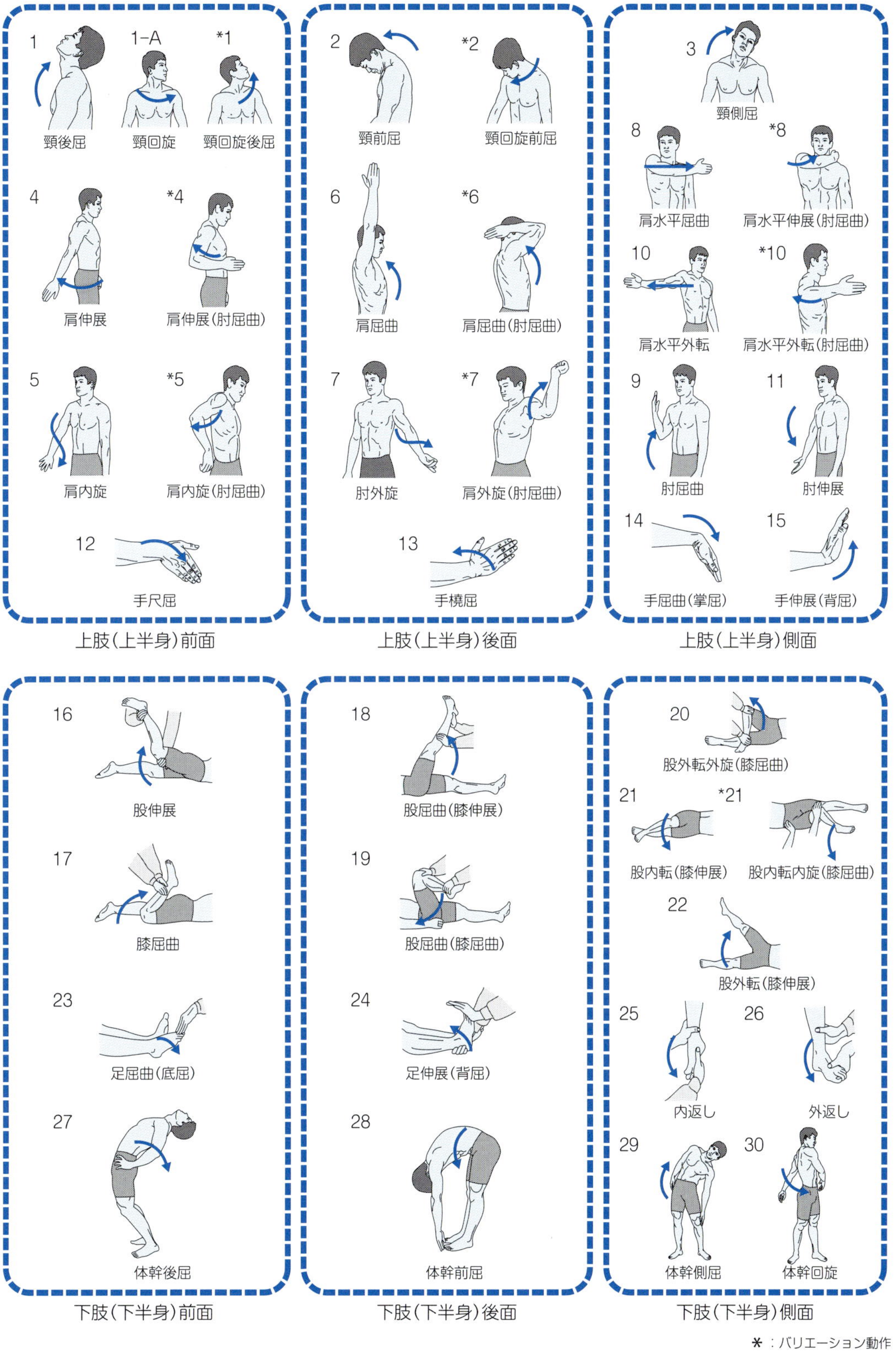

2. M-Test 所見と陽性動作

1 頸後屈	1-A 頸回旋	*1 頸回旋後屈
4 肩伸展	*4 肩伸展(肘屈曲)	
5 肩内旋	*5 肩内旋(肘屈曲)	
12 手尺屈		

上肢(上半身)前面

2 頸前屈	*2 頸回旋前屈
6 肩屈曲	*6 肩屈曲(肘屈曲)
7 肘外旋	*7 肩外旋(肘屈曲)
13 手橈屈	

上肢(上半身)後面

3 頸側屈	
8 肩水平屈曲	*8 肩水平伸展(肘屈曲)
10 肩水平外転	*10 肩水平外転(肘屈曲)
9 肘屈曲	11 肘伸展
14 手屈曲(掌屈)	15 手伸展(背屈)

上肢(上半身)側面

16 股伸展	
17 膝屈曲	
23 足屈曲(底屈)	
27 体幹後屈	

下肢(下半身)前面

18 股屈曲(膝伸展)	
19 股屈曲(膝屈曲)	
24 足伸展(背屈)	
28 体幹前屈	

下肢(下半身)後面

20 股外転外旋(膝屈曲)	
21 股内転(膝伸展)	*21 股内転内旋(膝屈曲)
22 股外転(膝伸展)	
25 内返し	26 外返し
29 体幹側屈	30 体幹回旋

下肢(下半身)側面

＊：バリエーション動作

図 3-4　M-Test の各動作

- #8；肩関節水平内転，#10；肩関節水平外転

「気をつけの姿勢で手を肩のラインまで前方挙上して腕を広げる動作(#10)と，反対側の肩に腕を近づけるような動作(#8)」。バリエーション動作として，またより詳細に検査するために＊8，＊10がある。

- #9；肘関節屈曲，#11；肘関節伸展

「単純な肘の曲げ，伸ばし」動作。

- #12～15；手関節の尺屈(#12)，橈屈(#13)，掌屈(#14)，背屈(#15)

基本的には自動運動で行う。しかしMMT(Manual Muscle Testing)の低い患者や高齢者などこれらの動作が困難な場合には他動運動にて行う。

- #16；股関節伸展(腹臥位)

患者はリラックスした状態で，術者が患者の大腿下部(膝の少し上)に手を添えて伸展位をとらせる。体幹の後屈とならないよう注意する。術者が抵抗感や重さを感じ取りやすい動作の1つである。

- #17；膝関節屈曲(腹臥位)

患者はリラックスした腹臥位の姿勢で，術者が足関節の上部に手を添えて踵を臀部へ近づける動作。

- #18；股関節屈曲・膝関節伸展位(仰臥位)

SLR(Straight Leg Raise)と同じ動作。腰部に問題がある場合や柔軟性が低い患者は，症状を容易に悪化させやすいので，特に動作はゆっくりと行う。

- #19；股関節屈曲・膝関節屈曲位(仰臥位)

仰臥位の姿勢で膝を曲げ，体幹に近づける動作。動作時に外転位となりやすく，また，過度に負荷をかけると反対側の脚が浮く場合があるので注意する。

- #20；股関節外転外旋・膝関節屈曲位(仰臥位)

パトリックテストと同じ動作。同動作ができない場合は無理に行わせず，反対側の膝の横に足を添え，膝を立てたまま股関節を外転する動作に代用してもよい。

- #21；股関節内転・膝関節伸展位(仰臥位)

膝関節を伸展したまま，股関節をやや屈曲させ内転させる動作。バリエーション動作としてより負荷をかけて検査するため，また診療室が狭い場合のために＊21 股関節内転(膝屈曲)がある。

- #22；股関節外転・膝関節伸展位(仰臥位)

膝関節を伸展したまま，脚を外に広げる動作。バリエーション動作としてより負荷をかけて検査するため，また診療室が狭い場合のために＊21の逆方向の股関節外転(膝屈曲)を用いることがある。

- #23～26；足関節の底屈(#23)，背屈(#24)，内がえし(#25)，外がえし(#26)

他動運動で行うが，急性期の足関節捻挫などでは無理に検査を行わない。

- #27 体幹後屈

自然立位で身体を反る動作。患者が転倒などの危険にさらされないように注意すること。安全性を考慮して椅子座位で行ってもよい。高齢者などでは，代償運動(頸部を後屈させ膝を屈曲して上後方を見る)を行うことがあるので注意して観察する。左

右差を特定するために，体幹を左右の斜め後方に屈曲してもらう場合もある。
- #28；体幹前屈

  自然立位で前屈動作。患者が転倒などの危険にさらされないように注意すること。安全性を考慮して椅子座位で行ってもよい。左右差を判断するために，バリエーション動作として体幹を左右の斜め前方に屈曲してもらうこともある。
- #29；体幹側屈

  自然立位で身体を横に傾ける動作。安全性を考慮して椅子座位で行ってもよい。
- #30；体幹回旋

  自然立位で身体を捻る動作。安全性を考慮して椅子座位で行ってもよい。

3) 所見をとる手順と説明および注意点

(1) 所見用紙に患者の基本情報を聴取して記載する

患者の基本情報には，治療に重要な情報が含まれていることも多い。最初に聴取して記載しておくことが重要である。

(2) M-Test所見についての説明・注意事項

患者には事前に，30の動きを行うので，痛みやつっぱり感，違和感，だるさ，その他何か症状があれば，その程度を「0」は問題なし，「10」は最高につらいとする0～10までの11段階で示してもらうように指示する。また，左右の重さやつっぱり感の違いなどを感じたら伝えてもらうようにする。

M-Testは，動作所見に基づいて診断を行うので，どのようなことを行うのか所見用紙などを用いて説明をすると同時に，痛みのありそうな動作，無理な動作などを聴取しておく。また，スカートの女性にはタオルを用いたり，動きやすい服装に着替えてもらうようにする。ストッキングを履いている場合は事前に脱いでもらうようお願いする。

(3) 30項目の動作を行い所見用紙に記録する

以下の事項に注意して動作を行い，所見用紙に記録する。

① 術者と患者は正面に向き合って術者が見本を示す

術者が患者の斜めや横に立つと，患者が捻りを加えた動きを行う場合があり，所見を混乱させる原因となる。可能な限り術者は患者と正面で向き合い，術者は患者にわかりやすいように見本を示して所見をとる(自動のとき)。

② 代償動作(トリックモーション)に注意する

患者が困難な動作を無理に行う場合，また身体の使い方が間違っているときには代償動作を行うことがある。患者自身の自然な動きに注視して，代償動作を見抜き，それを陽性動作ととらえる(MEMO 2，40頁参照)。

③ 患者の無理のない範囲で動作を行わせる

立位が無理なら座位で，痛みが起こるなら起こらない範囲で，動かないならサポートして可能な範囲で動作は愛護的に行う。特に他動では，術者が急に動かすことのな

いよう，「動かしますね」などと声をかけてゆっくりと動かすよう心がける。

　急性腰痛などでM-Test動作が困難な場合，痛みを回避するための防御姿勢（楽な姿勢）や代償動作からM-Testの陽性動作を推理する。例えば，腰痛を回避するための前屈み姿勢で患者が診察室に入って来たときには，すでに痛みを回避するためのポジションになっているので，#27が不可能な動作と推理するなど。

④ 一番つらい動作を聴取する

　すべての動きのチェックが終わったら最もつらい動作を聴取する。本人が判断できなければ，術者が可動域や抵抗感などの情報を基に決定する。

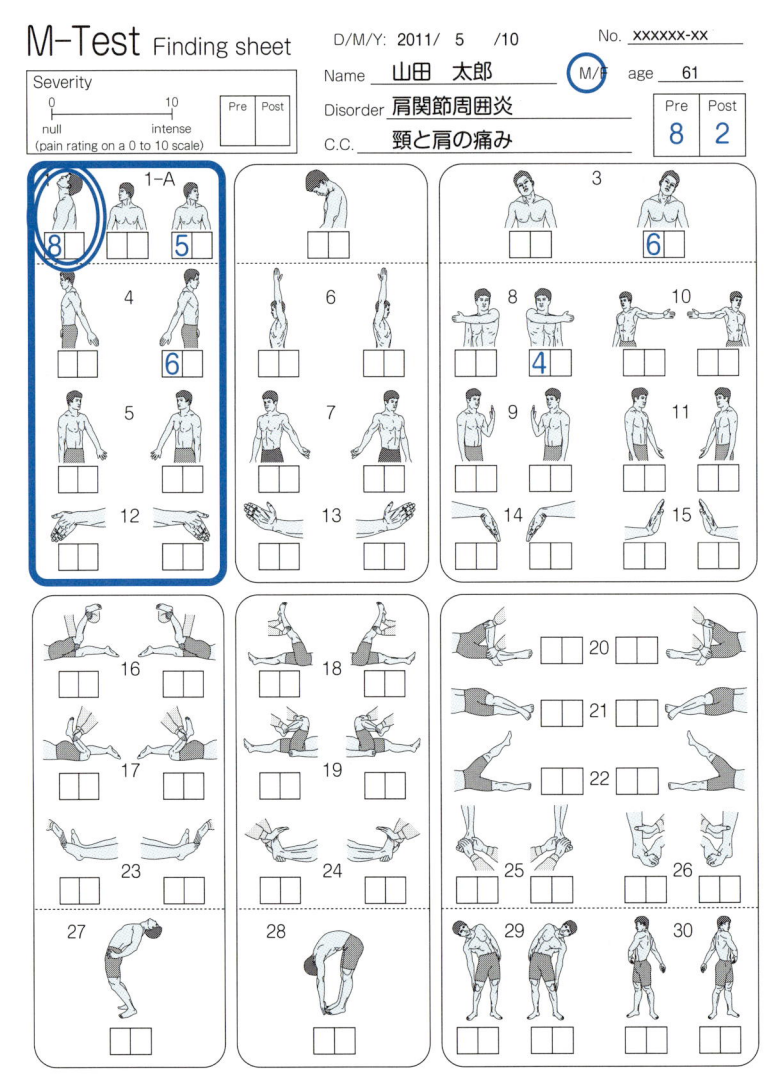

図3-5　所見の読み方—症例1

このケースでは#1のスコアが最も高いので，#1をターゲットモーションとし，上肢前面の治療からスタートする。

4) 所見の読み方

30項目の動作のスコアが明らかになった後，経穴選択の判断基準となるターゲットモーションと治療する面（ブロック）を決定する。ターゲットモーションおよび治療する面は，以下の原則で決定する。

① 30項目の動作のスコアのうち，最もスコアの高い動きまたは患者が最もつらい/嫌だと答える動きと下肢の所見（#16〜30）の有無を判定する。

② 下肢の所見がない場合，上肢の所見（#1〜15）のうち最もスコアの高い動作または

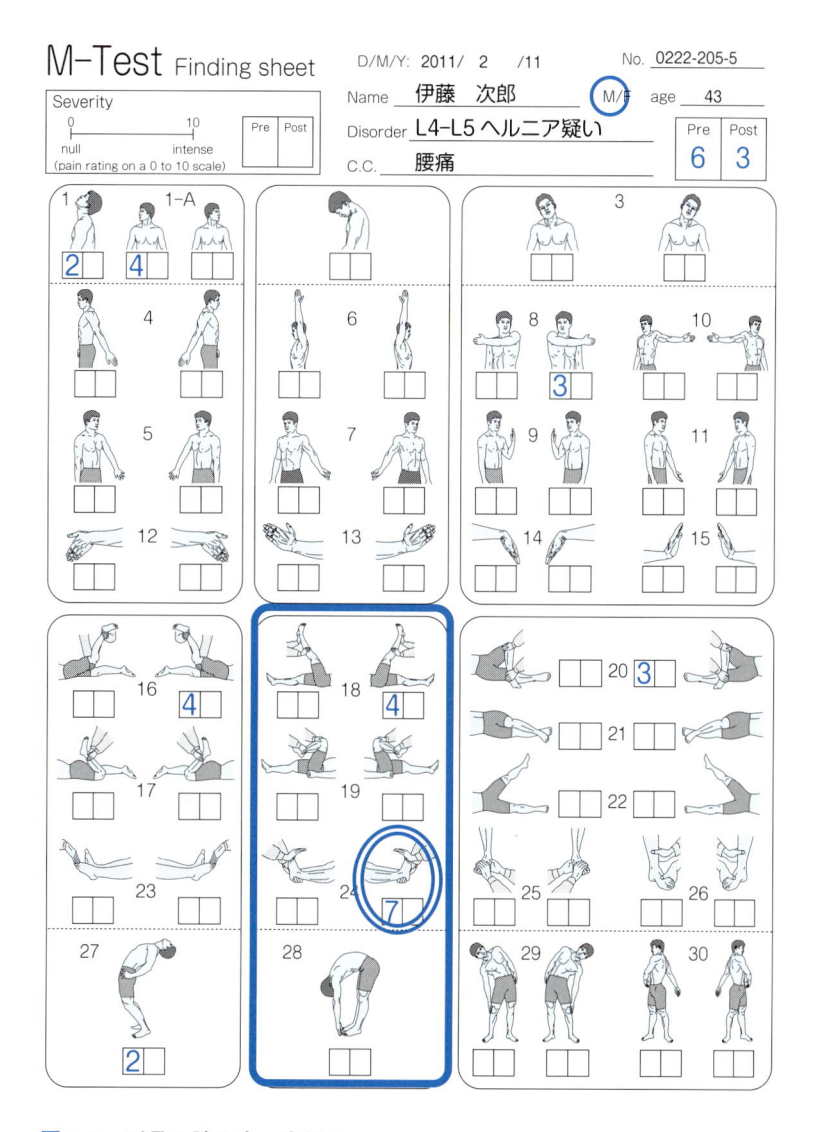

図3-6 所見の読み方―症例2

このケースでは，#24右のスコアが最も高いので，#24右をターゲットモーションとし，下肢後面の治療からスタートする。

患者が最もつらい/嫌だと答える動きをターゲットモーションとし，それが属する面を治療対象とする（図3-5，**36頁**）。
③下肢に所見があれば，以下の原則を適用する。
a. 最もスコアの高い動作または最もつらい/嫌だと答える動きが下肢所見（#16〜30）のいずれかのとき（例：図3-6）には，その動作をターゲットモーションとする。
b. 最もスコアの高い動作または最もつらい/嫌だと答える動きが上肢所見（#1〜15）の

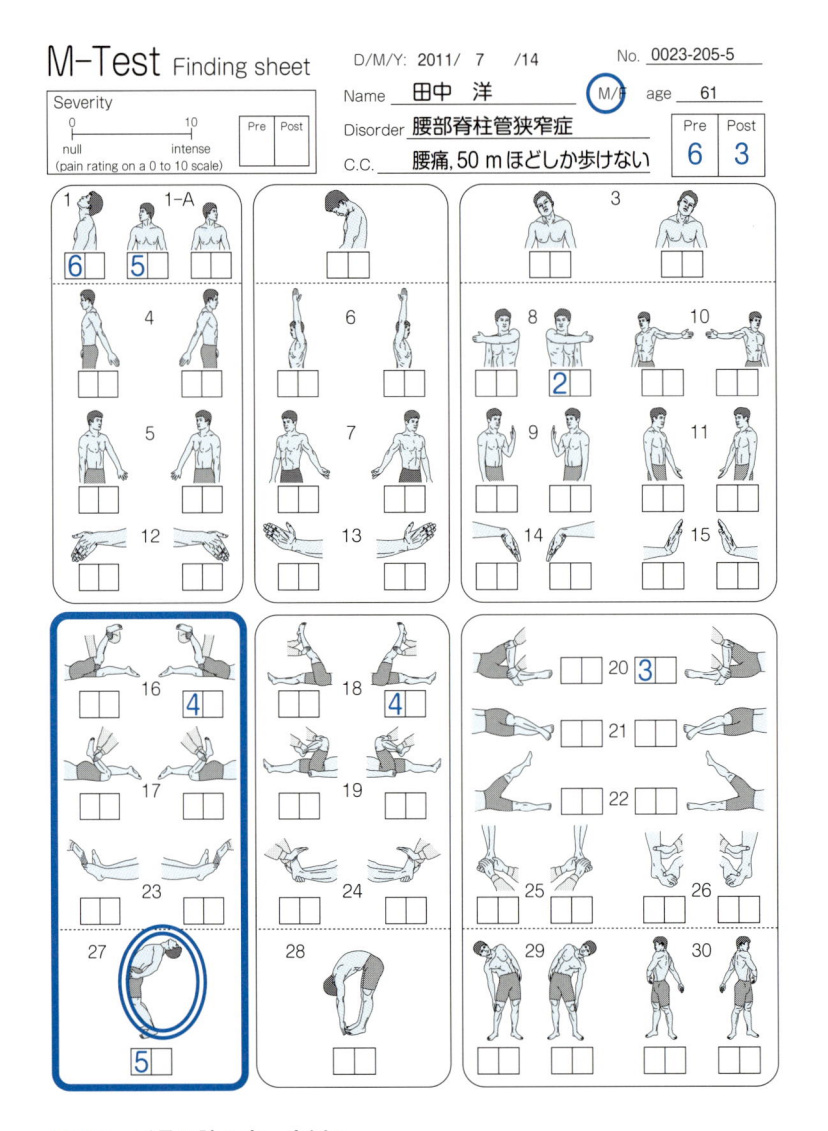

図3-7 所見の読み方—症例3

このケースでは#1のスコアが最も高いが，下肢に所見があるので，#27をターゲットモーションとし，下肢前面の治療からスタートする。
※下肢前面の症状が解決した後に#1の動きをチェックしてみよう。
〔下肢前面に属する経絡（脾経，胃経）は，頸部にも及んでいるので，下肢前面の治療で症状が解決していることも多い〕

2. M-Test 所見と陽性動作

いずれかのとき(例：図3-7)には，7原則(第3章4参照)に基づいて，下肢所見(#16〜30)に対する治療からスタートする。下肢所見の改善を達成した後に，上肢の最もスコアの高い動作または最もつらい/嫌だと答える動きをターゲットモーションとする。

④最もスコアの高い動作が複数ある場合，いずれの動作が最もつらいかを質問して，

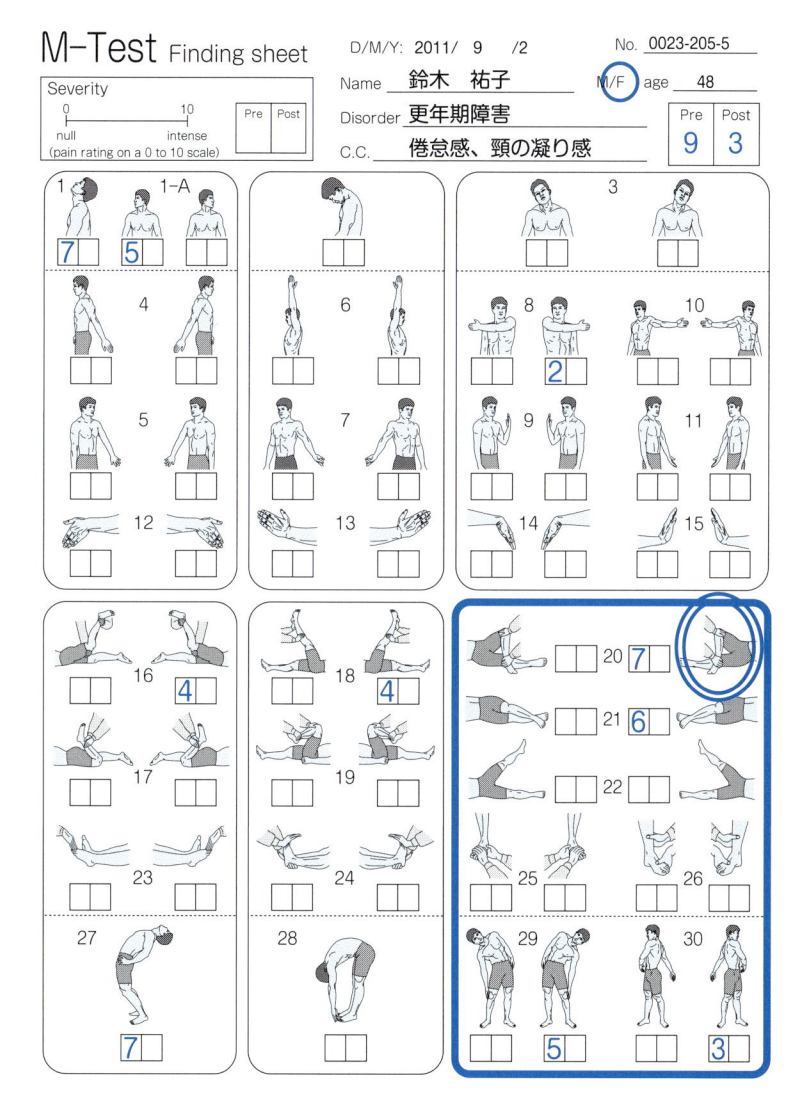

図 3-8　所見の読み方―症例 4

このケースでは #1, #20, #27 のスコアが同スコアで最も高い。まず，下肢に所見があることから #1 は除外，#20 と #27 では，#20 の属する下肢側面の所見数が多くスコアも高いので，#20 をターゲットモーションとし，下肢側面の治療からスタートする。

※下肢側面の治療後に #1, #27 の動きをチェックしてみよう。症状が解決していることも多い。

よりつらい動きをターゲットモーションとする（例：図 3-8）。その際も上記③ b. の原則は適用される。また、どれも同じレベルでつらい場合は、それが属する面の所見の数が多い方を優先して治療を開始する。

以上のように所見を判断して、治療を開始する。

> **MEMO 2　代償運動とは**
>
> 　代償運動（トリックモーション）とは、例えば、#3（頸部側屈）の際、肩を挙上したり、胸椎を動かしてあたかも頸部が側屈しているような動きにみせかける動作である。患者は、自分が動かしやすいように動かすために自然とこのような動きとなる。これを見破るためには、その患者の基準となる自然立位の姿勢や、正確な M-Test の動きを常に頭に入れて患者の動きをじっくりと観察する必要がある。
>
> 　では、代償運動を行わないように、患者に細かい指示を行って動きを行わせるのはどうだろうか？　それは得策とは言えない。なぜなら、代償運動を防止するための不自然な動きを無理に行うケースがあるからである。患者に M-Test の動きを行わせる際は、術者が見本を示して最小限の指示で、その患者の自然に近い状態で行わせる。そして、患者の動きを注意深く観察し、代償運動を行っている場合は所見用紙に書き込んでおくことが重要である。

3　基礎治療

　M-Test では、Decision Tree と呼ばれる治療手順（第 3 章 4 で詳述）に従って治療を進める。図 3-9 に上肢前面の Decision Tree を示した。ここでは、治療対象となる「Step 1：M-Test 所見」が判断された後の「Step 2：基礎治療」で用いられる経穴および刺激部位について解説する。なお、取穴部位は、WHO/WPRO 標準経穴部位 日本語公式版[15]に準じている。また、M-Test で頻用する基本 24 穴のロケーションは、別冊付録に添付したのでご参照いただきたい。

1）24 穴（Decision Tree, Step 2-①）

　M-Test には、上肢（上半身）の前面、後面、側面、下肢（下半身）の前面、後面、側面のそれぞれの面に 4 穴ずつ、合計 24 穴の著効穴がある〔表 3-1、図 3-10（42 頁）〕。30 項目の動作所見から異常のある動きを見つけ出し、どの面が障害されているのかを判断し、その面に対応する 4 経穴のなかからいずれが有効な経穴かを判断して治療を行う。なお、ここで用いる 24 穴の選穴理由については、第 4 章「理論的背景（中・上級編）」を参照いただきたい。

2）大筋群/ルート上の経穴（Decision Tree, Step 2-②）

　それぞれの面には、各 2 経絡が走行しており〔表 3-2（42 頁）、図 3-11（43 頁）〕、治療は異常のある動きが属する面に対応する 2 経絡が対象となる。対象経絡のルート上

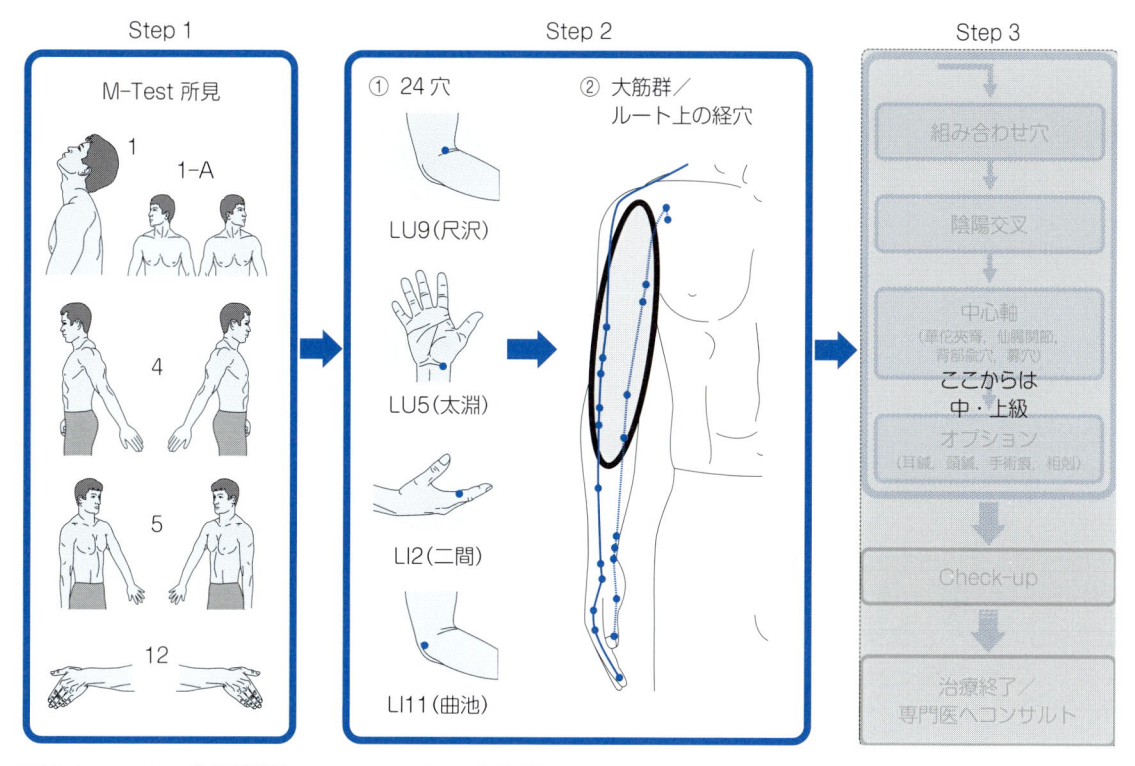

図 3-9　M-Test 治療手順（Decision Tree）―上肢前面

表 3-1　各面に対応する 24 穴

面（ブロック）		陰経	陽経
前面	上肢	太淵（LU9） 尺沢（LU5）	曲池（LI11） 二間（LI2）
	下肢	大都（SP2） 商丘（SP5）	解谿（ST41） 厲兌（ST45）
後面	上肢	少衝（HT9） 神門（HT7）	後谿（SI3） 小海（SI8）
	下肢	復溜（KI7） 湧泉（KI1）	至陰（BL67） 束骨（BL65）
側面	上肢	中衝（PC9） 大陵（PC7）	中渚（TE3） 天井（TE10）
	下肢	曲泉（LR8） 行間（LR2）	侠谿（GB43） 陽輔（GB38）

　の経穴（五行穴や要穴など）や大筋群の圧痛点や反応点を指標にして動作の改善をみながら効果のある箇所に治療を行う。

　大筋群/ルート上の経穴は，以下のいずれかの場合に用いる。①24穴の治療効果があった場合に，その効果を強化する目的で用いる。②24穴の効果が認められない場合に用いる。

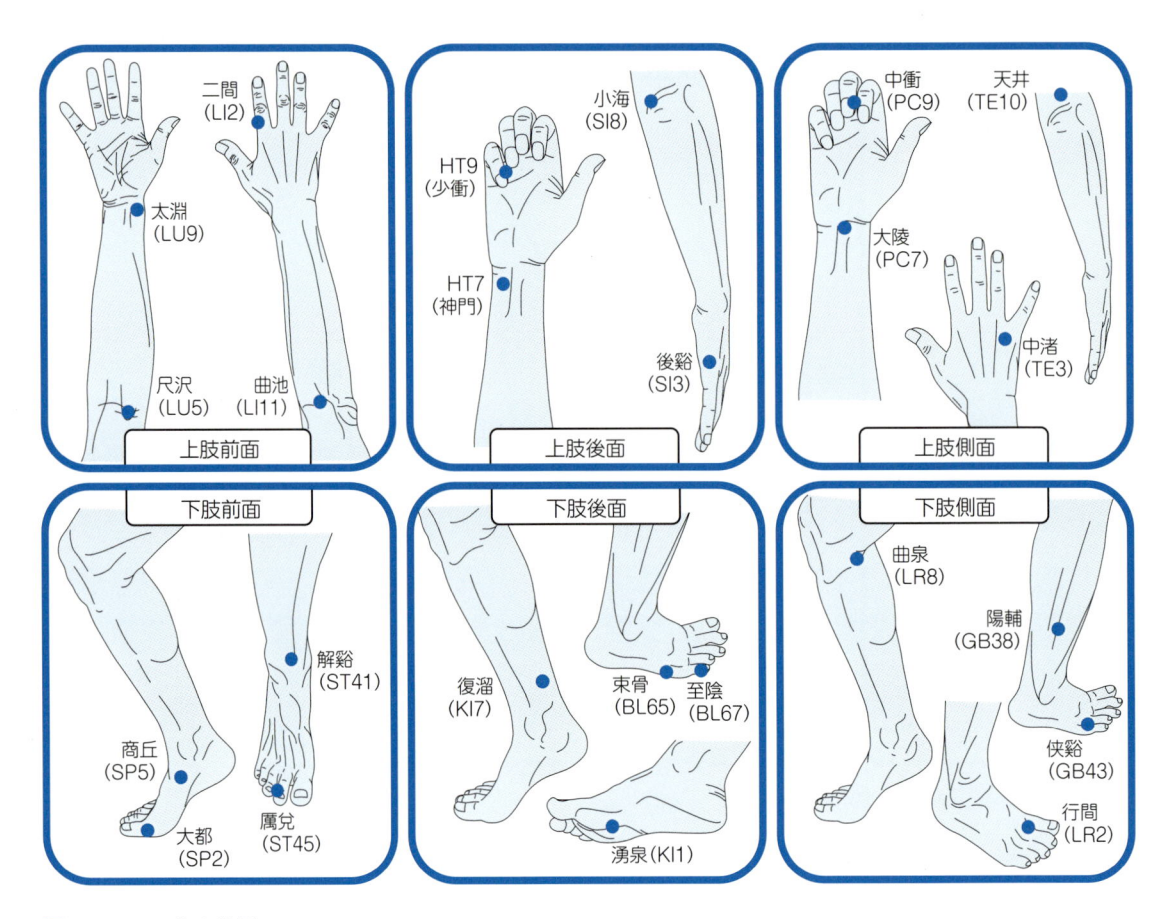

図 3-10　24 穴の位置

表 3-2　各面に対応する経絡（ルート）

面（ブロック）		陰経	陽経
前面	上肢	肺経（Lung meridian：LU）	大腸経（Large Intestine meridian：LI）
	下肢	脾経（Spleen meridian：SP）	胃経（Stomach meridian：ST）
後面	上肢	心経（Heart meridian：HT）	小腸経（Small Intestine meridian：SI）
	下肢	腎経（Kidney meridian：KI）	膀胱経（Bladder meridian：BL）
側面	上肢	心包経（Pericardium：PC）	三焦経（Triple Energizer meridian：TE）
	下肢	肝経（Liver meridian：LR）	胆経（Gallbladder meridian：GB）

（1）24 穴のいずれかで効果があった場合

　有効穴が属する経絡の大筋群上の圧痛点や経穴を刺激する．例えば，24 穴で尺沢（LU5）が有効だった場合は，尺沢の属する肺経（LU）上の経穴である孔最（LU6）や列缺（LU7）などの要穴や，上腕二頭筋上の侠白（LU4）やその他の肺経上で有効な治療点をみつけて刺激する．

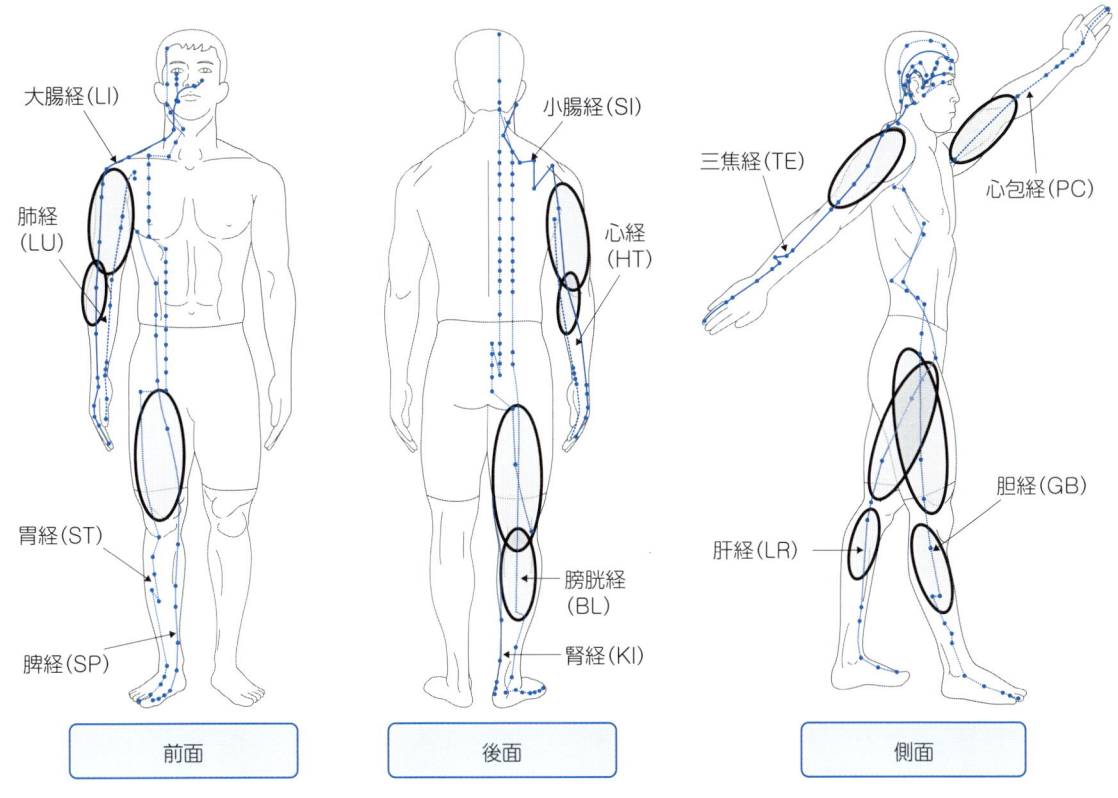

図 3-11　大筋群/ルート上の経穴

(2) 24穴のいずれも効果が認められなかった場合

それぞれの面（ブロック）には，各2経絡が走行している（表 3-2）ことから，治療対象となる M-Test 所見が属する面（ブロック）の2経絡のいずれが有効か判断して治療する。例えば，上肢前面が治療対象なら，肺経(LU)と大腸経(LI)が治療対象の経絡であり，これらのルート上の経穴や大筋群のうち有効な経穴や部位を判断して刺激する。

基礎治療では，上記の経穴および刺激部位が用いられる。有効な経穴やルートをどのように見つけるか，またどのように刺激を行うのかについては，第3章「5. 有効な経穴/刺激部位の見つけ方と治療法」(**52頁**)で詳しく解説する。

Coffee Break 2
経穴に2つのロケーションが!? どちらが有効?

　経穴の位置については，日本，韓国，そして中国において 93 経穴がその解釈に微妙な相違が存在しており，各国で取穴部位が異なっていた。そのため，2003 年から WHO 経穴部位国際標準化公式会議が日中韓をはじめとした 9 カ国 2 組織が参加して開かれ，2006 年に経穴の場所が統一された。その際，中衝 (PC9) など 6 穴は統一するに至らず 2 つのロケーションが併記となった。2 つのロケーションが採用されたことから，M-Test で中衝 (PC9) の刺激が必要となる場合には，2 つを比較してその患者に効果のある方を用いることを推奨している。日中韓でこれまでロケーションが異なっていた背景には，複数ある古典のどれを採用したかの違いとも言われているが，中国から韓国や日本に伝わり，鍼灸がその地に根付く発展過程において，その地の生活背景や文化に最も合致した位置に収まったのではないかと思われる。

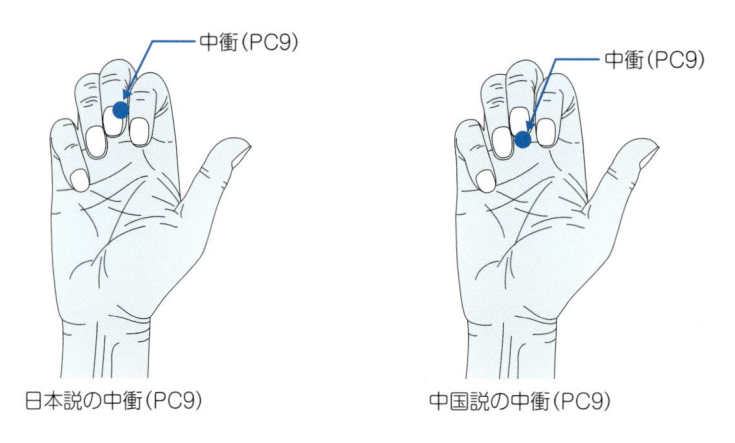

日本説の中衝 (PC9)　　　中国説の中衝 (PC9)

MEMO 3　経絡の流注や皮膚のテンションを考慮する

　経絡は，流れる方向（流注）が決まっている。上肢を挙上した状態で，身体の上から下へ向かって流れるのが陽経，身体の下から上へ向かって流れるのが陰経である。また，人間の皮膚は，本来は滑らかな一枚皮である。それが手術痕や熱傷によって分断されたり，腫脹によって歪められたりすることで経絡に歪みが生じて異常をきたしていることも多くある（第 4 章参照）。それらを聴取，観察して治療時に参考にすることができる。また，撫でるだけでも反応があることが多く，どの方向に撫でると症状が軽減されるかなども考慮すると治療の参考となる。

4 治療手順

　M-Test における治療を成功に導くには，ガイドラインおよび治療手順(Decision Tree)に沿って行うことが重要である。この章では，解決への近道であるガイドラインの「7 原則」，治療手順(Decision Tree)，治療を終えるタイミングと効果判定，症例，治療プロセス標準化とその重要性について解説する。

1) ガイドライン「7 原則」

　治療を進めるうえで重要なガイドラインである 7 原則は以下のとおり。

その 1：すべての動きをまずチェック
　治療前に体の前面，後面および側面に分布する経絡に関わる動きをすべてチェックする。

その 2：上下肢に及ぶ異常があるならば"下肢から治療"の原則を守る
　上肢と下肢，双方に異常があるときは下肢を優先して治療を開始する。

その 3：制限の強い経絡/面(ブロック)をまず治療
　動きの制限が体のどの経絡/面に強く現れているかを判定し，動きの制限の最も強い経絡/面から治療する。

その 4：経穴選択～治療のスタートは基本 24 穴から
　基本 24 穴のうち動きの制限の強い経絡/面に対応する 4 穴から治療を開始する。以降の治療ステップは，治療手順(Decision Tree)に従って進める。

その 5：動きの負荷で効果確認
　効果のある経穴を選択するには，経穴をごく軽く触れながら制限のある動きを負荷してみる。症状が最も軽減する経穴を治療穴とする。

その 6：最後に選ぶ局所の刺激
　上記(1～5)を行った後に効果が十分でないときには，痛みなどの症状を訴える部位への刺激を選択する。

その 7：効果がなければ即精査
　効果が得られないときは重大な原因があることが多いので，すぐに専門医に精査を依頼する。

2) 治療手順～Decision Tree

　図 3-12 に診断から治療の手順の全体像を示した。M-Test 所見をとってターゲットモーションと治療面(ブロック)を決めた後に，Decision Tree に従って治療を行う。Decision Tree(図 3-13)は，以下の構成である。

■ Step 1：M-Test 所見(診断)
　30 項目の M-Test 所見からターゲットモーションおよび治療対象の面(ブロック)を決定する(参照：第 3 章「2. M-Test 所見と陽性動作」)。

第3章 M-Testの実際（基礎編）

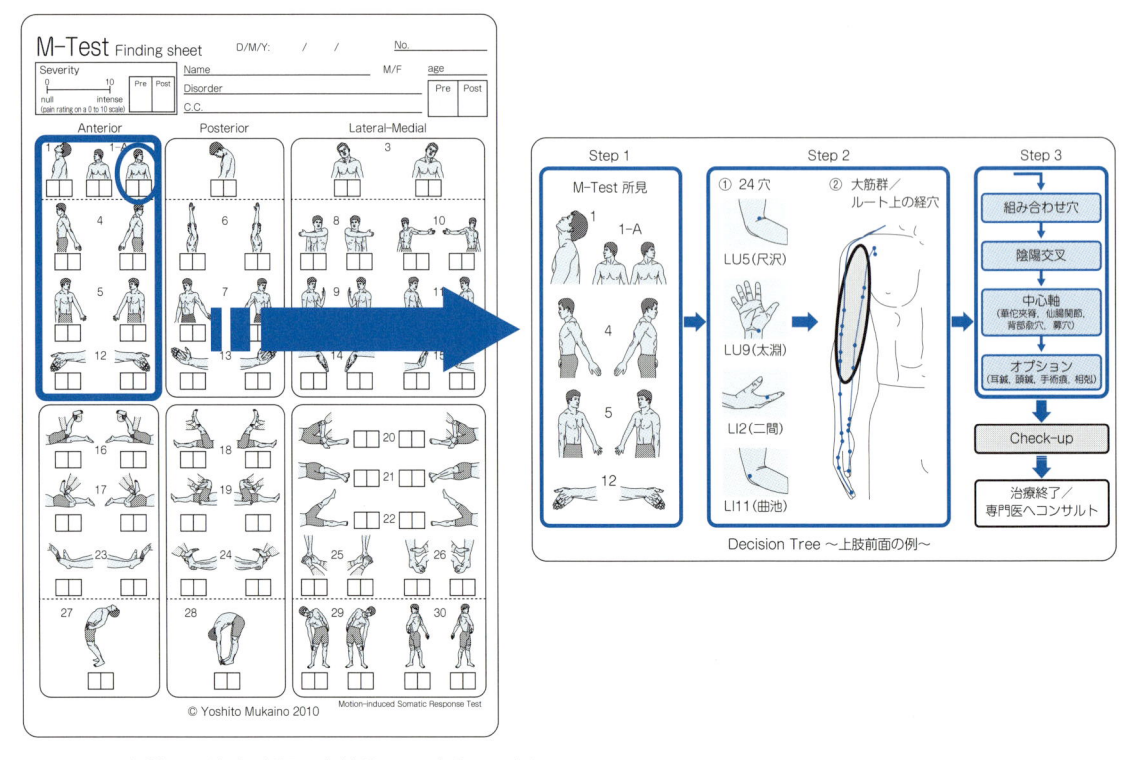

図3-12 診断から治療手順の全体像—上肢前面の例

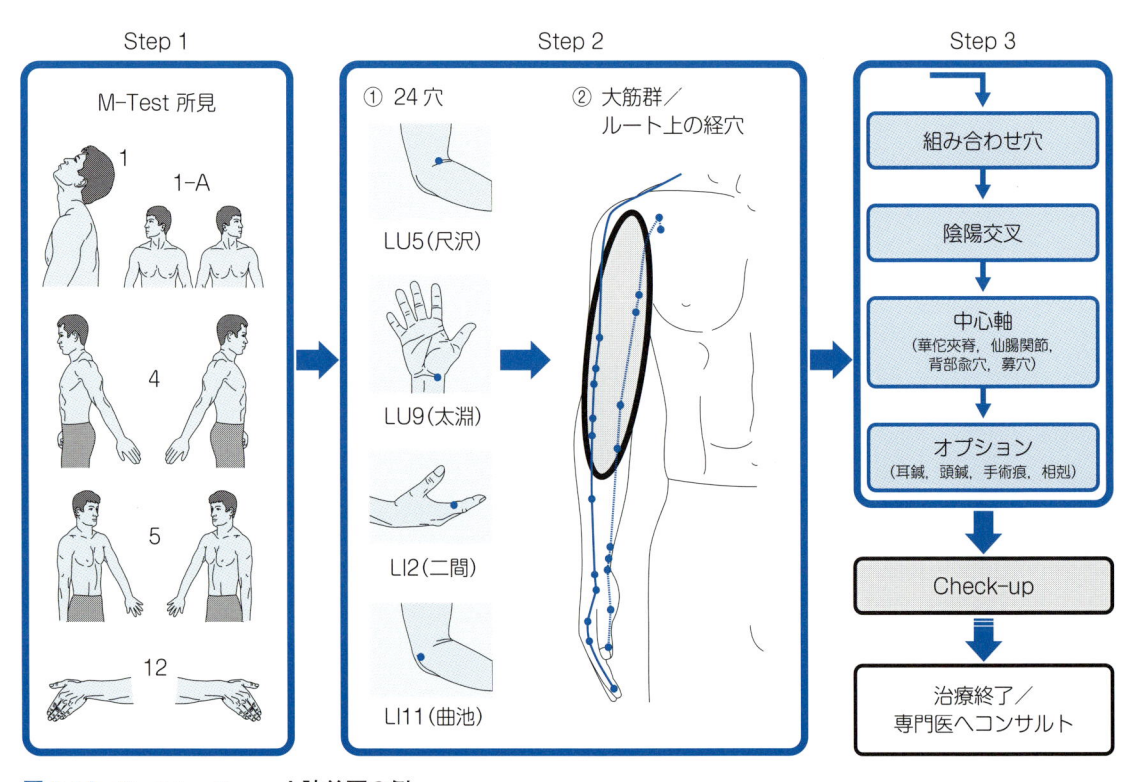

図3-13 Decision Tree—上肢前面の例

■ Step 2：基礎治療

「24 穴」および「大筋群/ルート上の経穴」の治療を行う(参照：第3章「3. 基礎治療」)。

■ Step 3：中級および上級の治療

「組み合わせ穴」,「陰陽交叉」,「中心軸へのアプローチ(華佗夾脊, 仙腸関節, 脊柱の軽度彎曲, 背部兪穴, 募穴)」,「オプション治療(耳鍼, 頭鍼, 手術痕および局所, 相剋)」などを行う[参照：第5章「M-Test の実際(中・上級編)」]。

■ Check-up

陽性動作を中心に再度動きと症状のチェックを行い, 症状が改善しているか確認する。症状が残っているなら, 症状のある動きをターゲットモーションに設定して治療を追加する。

■ 治療終了/専門医へのコンサルト

a. 症状が消失していれば治療を終了とする。

b. 著効する経穴や経絡があるならセルフケアを処方する。

c. 治療しても効果が当日のみという状態を3～4回繰り返すようなら, 専門医へコンサルトして精査してもらう。

■ 留意点

治療手順は上記のとおりだが, 必ずしもこれらすべての過程を経る必要はない。日常生活やスポーツによる過使用の例などシンプルなケースでは, Step 1 → Step 2 → 治療終了のように Step 3 の治療を行わずに治療終了となる場合も多い。

3）治療を終えるタイミングと効果判定

どの時点でその日の治療を終えるのか, また治療を"卒業"とするのか, 効果判定についてのポイントを以下に挙げる。

a. 効果判定は, 自覚症状のスコアが治療前の1/3以下または3以下となればgood response(顕著な効果)の目安とし, 達成できたらその日の治療を終了し, 次回の治療とする。もちろん, 症状がなくなれば治療終了とする(MEMO 4, 50頁を参照)。

b. 無理に自分の理想とする姿勢を押し付け, 治療を深追いしない。患者が何を求めているか, どのようなことに困っているかに耳を傾け, 患者と対話しながら治療を進める。そして, 患者にとってよりよい姿勢・状態を考える。

c. セルフケアのアドバイスを行い, 治療期間中および治療終了後も悪化・再発予防に努めてもらうように指導することで治療期間を短縮することもできる。

4）症例

ここからは, 基礎治療の手順について症例を用いて解説をする。M-Test の治療手順(Decision Tree)と照らし合わせながらご覧いただきたい(図 3-14, 15)。

患者は, 35歳, 女性, 歯科医である。主訴は, 酩酊感, 嘔気, 頭痛, 脱力感。身体所見・検査所見は, BMI 26.6(日本人としては軽度の肥満), HbA1c 6.0%(軽度の糖代謝異常)がある他には特に異常なし。現病歴は, 3週間ほど前より症状が出現し始め,

第3章　M-Testの実際（基礎編）

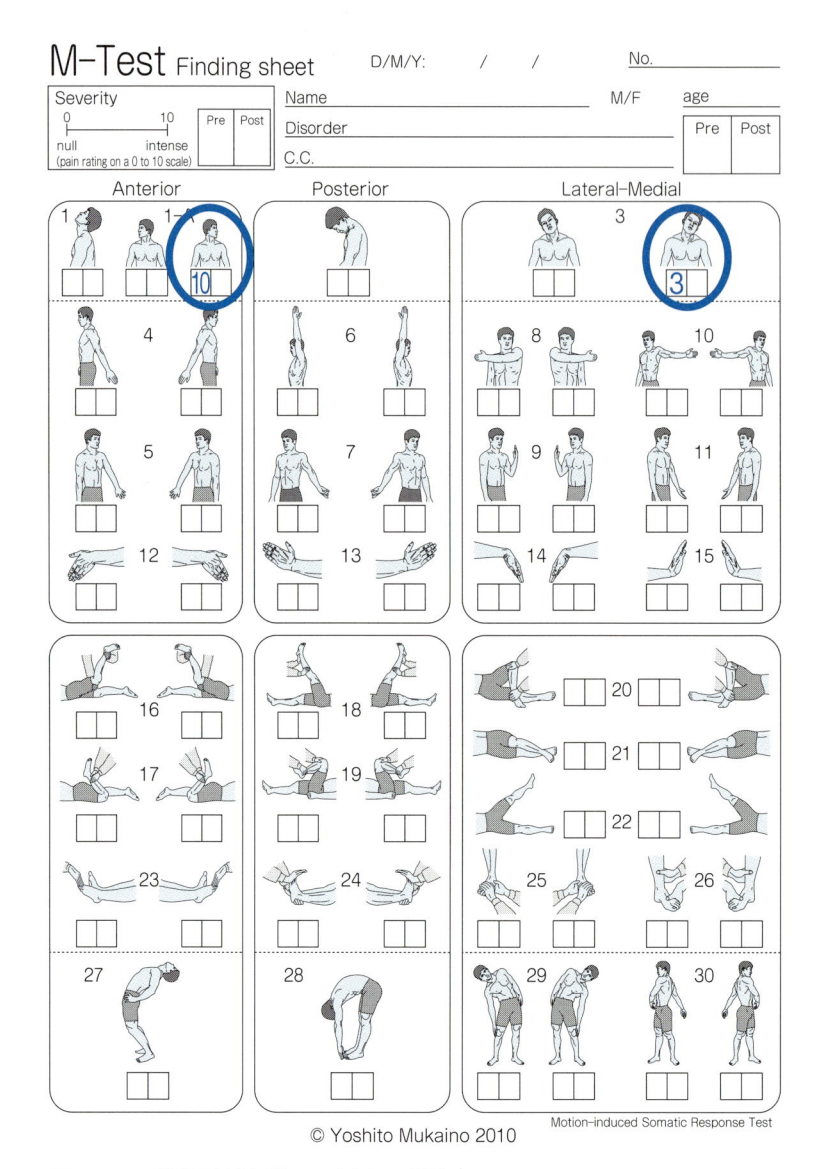

図3-14　所見用紙（歯科医の症例の所見）

A病院を受診。さまざまな精査をしたが異常所見なし。その後，徐々に症状が悪化し，動悸と血圧上昇も出現して日常生活にも支障が出るようになった。そのため実家に帰省してB病院受診。CTなどの精査を受けたが異常は見られないと言われた。2か月後の11月30日D大学病院循環器内科に紹介受診し，内分泌検査やホルター心電図などの検査を受け，その際に循環器内科から紹介されて翌日の12月1日，同大学病院東洋医学診療部を受診した。なお，内分泌検査およびホルター心電図などの結果は異常なしであった。

■ Step 1：M-Test所見をとる（診断）
① 所見用紙を用いて動きをチェックする（図3-14）
「#1-A右」の動作で明らかな酩酊感増悪がみられた（スコア10）。また「#3右」の

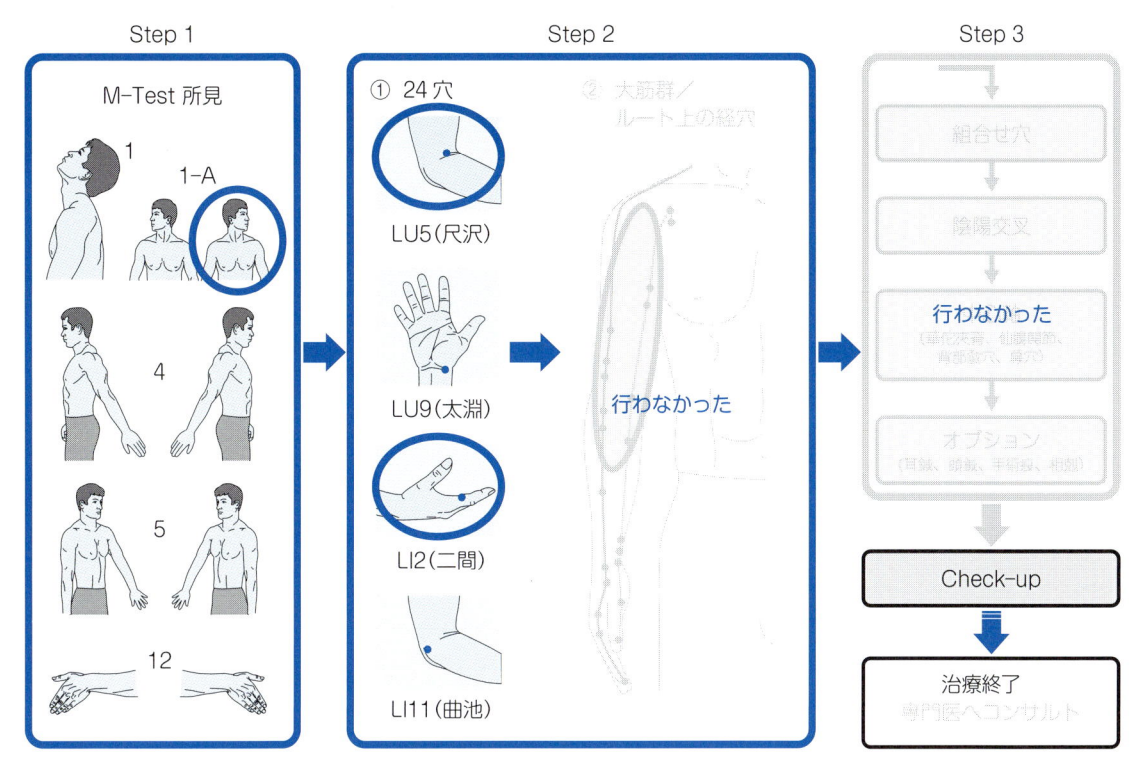

図 3-15　歯科医の症例の治療手順（右上肢前面へのアプローチ）

動作で，つっぱりと違和感が誘発された（スコア3）。その他の上肢や下肢には顕著な自覚および他覚所見はなかった。

２ どの面から治療を開始するか決める

最も症状のある面を最初に治療する。「#1-A 右」のスコアが最も高く，下肢には所見はなかったので，ターゲットモーションを「#1-A 右」とし，右上肢前面から治療を開始する。

■ Step 2：基礎治療

右上肢前面の治療（ターゲットモーション：#1-A 右）（図 3-15）。

① 24穴へのアプローチ

右上肢前面の動きに対応する4つの経穴は，右側の尺沢（LU5），太淵（LU9），二間（LI2），曲池（LI11）の4経穴。これらを指でごく軽く触れながら，ターゲットモーション（#1-A 右）を行った。尺沢（LU5），二間（LI2）を使用した際に酩酊感が消失し，#1-Aで誘発される症状は消失したので，それぞれの経穴に円皮鍼を貼付した。

■ Check-up

円皮鍼貼付後に，確認のために症状のあった #1-A と #3 右を再度行ったところ，いずれも症状は誘発されなかったので治療を終了した。

■ 治療終了・セルフケア指導

患者は遠方から来院しており，また所見も顕著に減少したことに加え，症状発現の

背景に歯科業務の特徴（手指を微細に動かして作業を行う）と開業による事務作業の増加による手指への負担の増大があると考察されたので，治療効果を継続させるため右上肢前面のストレッチを自宅で行うように指導をした（Coffee Break 3 を参照）。

5）治療プロセス標準化とその重要性

　筆者らは，M-Test を用いた鍼治療が，医療サービスとしての2つの「質」である客観的な「技術的な質」と患者の主観的な経験からみた「主観的な質」を実現できると考え，治療プロセスを標準化すべく多くのさまざまな症例の治療の分析を重ね，治療手順（Decision Tree）を作成した。ここでは，M-Test 標準化の利点を簡潔に紹介する。

①誰が行っても同じ，比較的に再現性の高い治療が実現できる。
②治療手順が標準化されているので，多施設での比較検討が可能である。
③多施設で行うことでデータが多く集積され，ベストプラクティスを疾患ごとに作成できる。そのことにより治療期間の短縮が可能。
④医療機関で西洋医学と併用することで，西洋医学のデータに基づく医師の病気（EBM）と現に患者が困っている患者の病気（NBM）両者のギャップを埋め，患者満足度の高い医療を実現できる。
⑤鍼治療の質を高めることができる。

MEMO 4　なぜ患者の自覚症状のスコアが 0 になるまで治療をしないのか？

　患者の状態をよりよい状態にすることは大切だが，1 回の施術でよい状態にし過ぎることも問題がある。われわれは，治療後に調子がよいために動き過ぎて悪くしてしまう例を多く観察してきた。例えば，治療の翌週に突然娘さんに付き添われ車椅子で来院した高齢の女性は，「いやぁ〜，調子がよすぎて畑で大根を 50 本抜いて 10 本を両手に抱えて運んだら，こんなになってしまいました…ははは（笑）。アイタタタ」。中高年によくあるケースである。

　また，ことにスポーツ選手では，すべての動きをよくしてしまうと持てる力を十分に発揮できないことも多い。競技やポジションに応じて適度な動きの制限があるのが重要である場合があり，そのことを選手は自覚している。選手と話をし，全体のパフォーマンスを見て，試合前なのかオフシーズンなのかなどを考慮して治療を進めることは重要である。また，刺激過多となるとだるさが出ることもある。それらの点を患者に十分説明をしたうえで，選手の置かれた状況を判断しながら，その日の治療を適切な刺激にとどめて終了するよう考慮することも重要である。

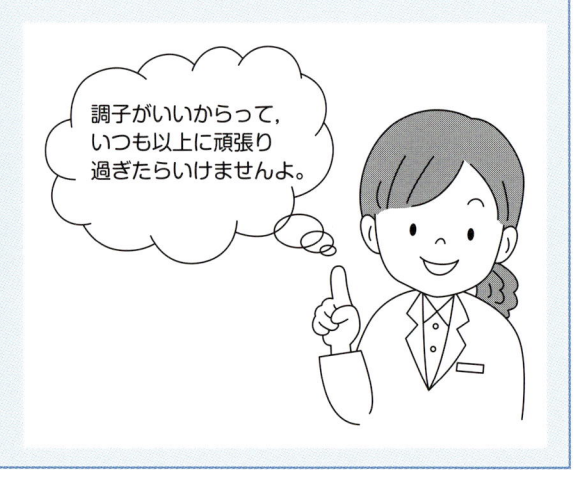

> 調子がいいからって，いつも以上に頑張り過ぎたらいけませんよ。

⑥医療者同士で情報を共有できる。
⑦研究がやりやすくなる。
⑧無駄をなくし医療費の削減につながる

　このように，標準化のメリットは大きく，特にチーム医療に取り入れるために標準化は重要である。

Coffee Break 3
歯科医の症例では，どのようなストレッチを指導したのか？

　歯科医の例では，右上肢前面に対して，反対側の手でサポートしながら #12 手関節前面のストレッチ動作を，また写真左のように椅子やソファーの背などを用いての #4 の動作や写真右のようなストレッチを指導した。

　ストレッチは，各 30 秒× 2〜3 セットを 2〜3 回/日行うように指導した。

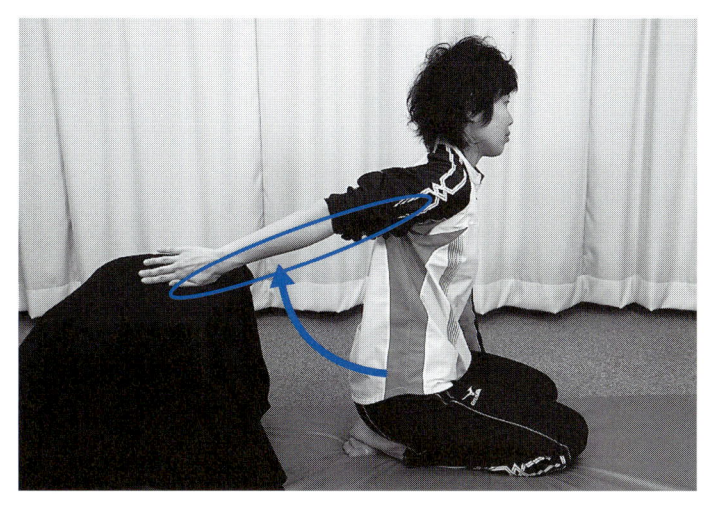

背筋を伸ばして座り，上肢前面伸展（肩関節伸展）位の気持ちのよい位置で静止。

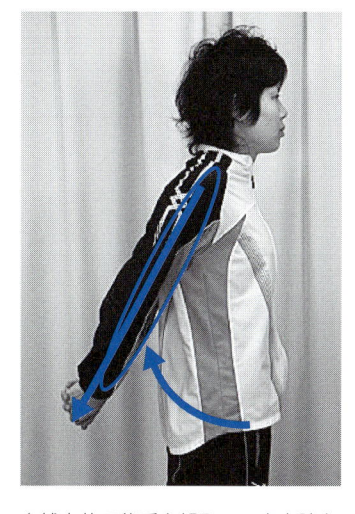

自然立位で後手を組み，一度上肢を下制してから上肢を後上方へ引くイメージで前面伸展（肩関節伸展）し，気持ちのよい位置で静止。

　ストレッチは，一般的に行われているスタティックストレッチ（静的ストレッチ）や主に運動の前にウォームアップとして行うダイナミックストレッチやバリスティックストレッチ（動的ストレッチ），リハビリテーションなどに用いられる PNF ストレッチなどがある。また，1 人で行う自動ストレッチ/セルフストレッチ，他者の補助で行う他動ストレッチ/パートナーストレッチという分類もある。

　M-Test では，スタティックストレッチをセルフケアの指導に用いている。ただし，約 30 秒ほど伸展させた状態を保つスタティックストレッチは筋紡錘のセッティングを変えてしまうため，運動の前には行わないようする。行うとすれば 15 秒程度に短縮するよう指導する。M-Test で用いるストレッチは，基本的には末梢から行うようにし，痛みを生じる動きは行わない。

> **MEMO 5** 専門医へのコンサルト
>
> 　M-Test 7原則や治療手順である Decision Tree に基づいて治療しても改善しないことがある。この場合は，直ちに専門医への受診を勧めることが肝要である。また，治療効果が十分得られたとしても，効果がその日のうちに消失する場合なども専門医への紹介が必要となる。
> 　例えば，某整形外科から胸郭出口症候群の疑いとして紹介された造園業の60歳，男性。主訴である左上肢挙上困難は M-Test 治療で容易に改善したが，その日の夜には元の状態に戻ってしまい，これを3回繰り返した。そこで，専門医へコンサルトしたところ，MRI で左肩関節の関節唇にガングリオンがあることがわかり，後日内視鏡下手術を受けた。このような症例はときどき経験するが，M-Test 治療は適切な検査を受けるきっかけを示してくれる。

5 有効な経穴/刺激部位の見つけ方と治療法

　ここまで，どのような手順でターゲットモーションと治療面（ブロック）を決定し，24穴および大筋群/ルート上の経穴を用いるかについて述べてきた。ここからは，これらの経穴のなかから，いかにして有効な経穴/刺激部位を見つけ出し，どのように治療を行うかについて解説する。

1）有効な経穴および刺激部位の見つけ方

　決定した治療面に対応する4つの経穴のうちいずれが有効かを確認する場合，効果の確認は術者が各経穴を順に触りながらターゲットモーションを行い，どの経穴が最も症状を軽減させるか/スコアを改善するかを確認する（図3-16）。最も症状/スコアを改善した経穴を有効な経穴と判断する。

　刺激部位（大筋群/ルート上の経穴）を用いる際は，まずは治療面に対応する2つの経絡上から以下のような反応がある部位や経穴を見つけ出す。大筋群には，圧迫や軽い叩打，摘むことで圧痛点を見つけ出し，また筋肉が少ない部位や繊細な患者に対しては，経絡上をさすったりして反応を見る。そして，圧痛や反応のあったポイントを触りながらターゲットモーションを行い，どのポイントが最も症状を軽減させるか，スコアを改善するかを確認する。

　以下に注意事項を示す。

① M-Test では即時効果を確認するため，ときに何度となくターゲットモーションを行ってもらうことになる。最も辛い動作であるターゲットモーションは，症状を悪化させる可能性があるので必要最低限に抑え，同じブロックの他の動作で代用してもよい。

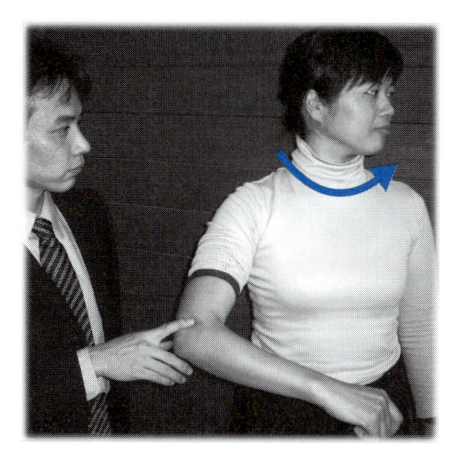

図 3-16　有効な経穴の見つけ方
術者が各経穴を順に触りながらターゲットモーションを行い，どの経穴が最も症状を軽減させるか/スコアを改善するかを確認する。

例）#27 がターゲットモーションの場合

同じ下肢前面の #17 に陽性所見があれば #17 で代用する。#17 が改善した後，#27 の動作で再評価を行う。

②経穴や刺激部位の効果を正確に確認するためには，それぞれの経穴や刺激部位ごとにニュートラルの位置（正面を向いた自然立位・座位の位置）に戻して再度動作を行うようにする。

2) 治療法

有効な経穴および刺激部位が決定したら，その部位に治療を行う。治療には，円皮鍼（パイオネックス 0.6〜0.3 mm，セイリン社製）やマイクロコーン（ソマセプト/ソマレゾン，東洋レヂン社製）など，ごく軽い刺激で定量化されたものを用いることを推奨する（参照：第 6 章「治療器具と手技」）。これらを有効な経穴および刺激部位に貼付し，再度効果を確認して効果が不十分ならば刺激を追加または変更する。

マイクロコーンの場合は，刺激方法が異なるソマセプトとソマレゾンの 2 種類があるが，ソマセプトは陰経に，ソマレゾンは陽経に用いるのが原則である。指で効果を確認して原則に基づいて貼付しても効果がない場合は，もう一方に貼り替えることで著効することもある。

有効な経穴の見つけ方の例（図 3-17）を以下に示す。

M-Test 所見から，#1-A 右をターゲットモーションに設定し上肢前面の治療を行う。右上肢前面の動きに対応する 4 つの経穴は，右側の尺沢（LU5），太淵（LU9），二間（LI2），曲池（LI11）の 4 経穴。これらをそれぞれ指で軽く触れながら，ターゲットモーション（#1-A 右）を行った。曲池（LI11）を使用した際に症状が消失したので，これを

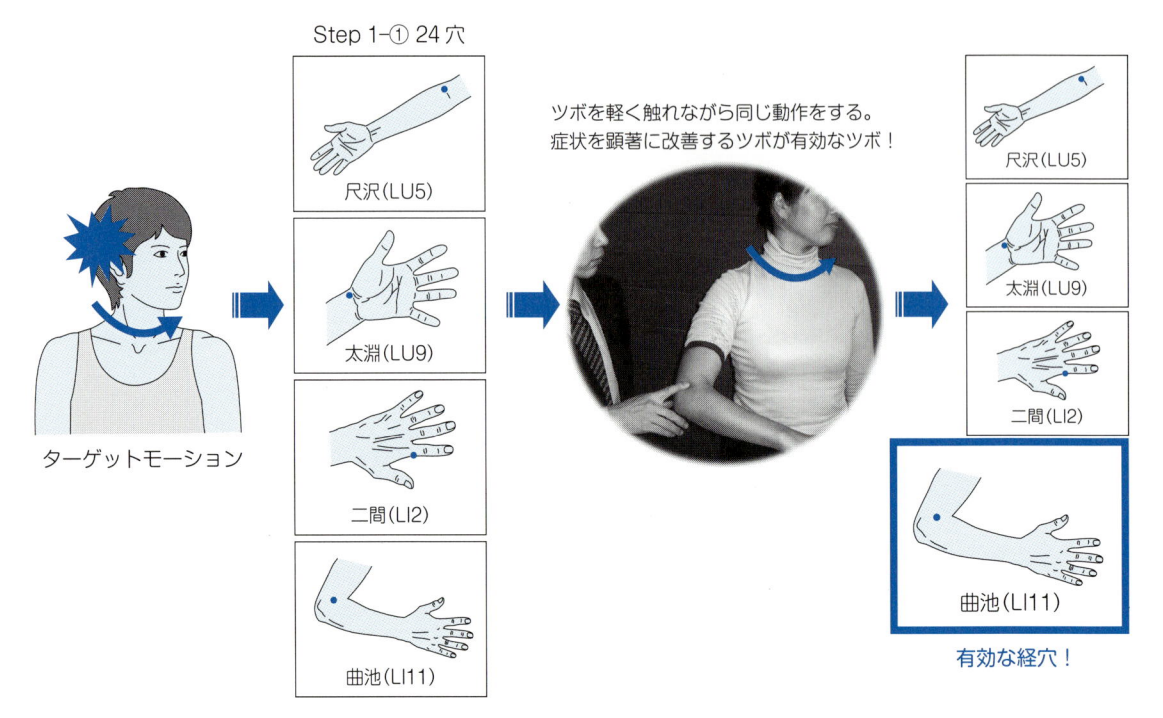

図 3-17　有効な経穴の見つけ方の例—上肢前面

有効な経穴として円皮鍼を貼付した。貼付後に，症状のあった動作 #1-A を再び確認すると症状が消失していた。

6　基礎治療ダイジェスト

　第 3 章では，M-Test における診断と基礎治療について解説してきた。ご理解いただけただろうか。M-Test は第 3 章の内容を基本として治療が展開される。そして，日常生活の過負荷によって生じた症状の多くはここまでの内容で解決するケースが多い。この方法は，比較的シンプルな治療法なのである。まずはここまでの治療を試みていただき，慣れたところで第 4 章，第 5 章（中・上級編）へ進まれることをお勧めする。

　ここに第 3 章の復習として，また治療の道順を示し初学者が治療中に閲覧しながら治療を進められるように，「基礎治療ダイジェスト」を用意した。診療室で手元に置くなど活用して治療の面白さをまずは体験していただきたい。

ダイジェスト❶

■ M-Test の 7 原則

M-Test を用いた治療を成功に導くには，以下の原則に従って行うことが近道である．

その 1：すべての動きをまずチェック

鍼治療前に体の前面，後面および側面に分布する経絡に関わる動きをすべてチェックする．

その 2：上下肢におよぶ異常があるならば"下肢から治療"の原則を守る

上肢と下肢，双方に異常があるときは下肢を優先して治療を開始する．

その 3：制限の強い経絡/面（ブロック）をまず治療

動きの制限が体のどの経絡/面に強く現れているかを判定し，動きの制限の最も強い経絡/面から治療する．

その 4：経穴選択—治療のスタートは基本 24 穴から

基本 24 穴のうち動きの制限の強い経絡/面に対応する 4 穴から治療を開始する．以降の治療ステップは，フローチャートに従って進める．

その 5：動きの負荷で効果確認

効果のある経穴を選択するには，経穴をごく軽く触れながら制限のある動きを負荷してみる．症状が最も軽減する経穴を治療穴とする．

その 6：最後に選ぶ局所の刺激

上記（1〜5）を行った後に効果が十分でないときには，痛みなどの症状を訴える部位への刺激を選択する．

その 7：効果がなければ即精査

効果が得られないときは重大な原因があることが多いので，すぐに専門医に精査を依頼する．

ダイジェスト❷

■ 有効な経穴の見つけ方　1/2

24 穴で有効な経穴が見出された場合（上肢前面の例）

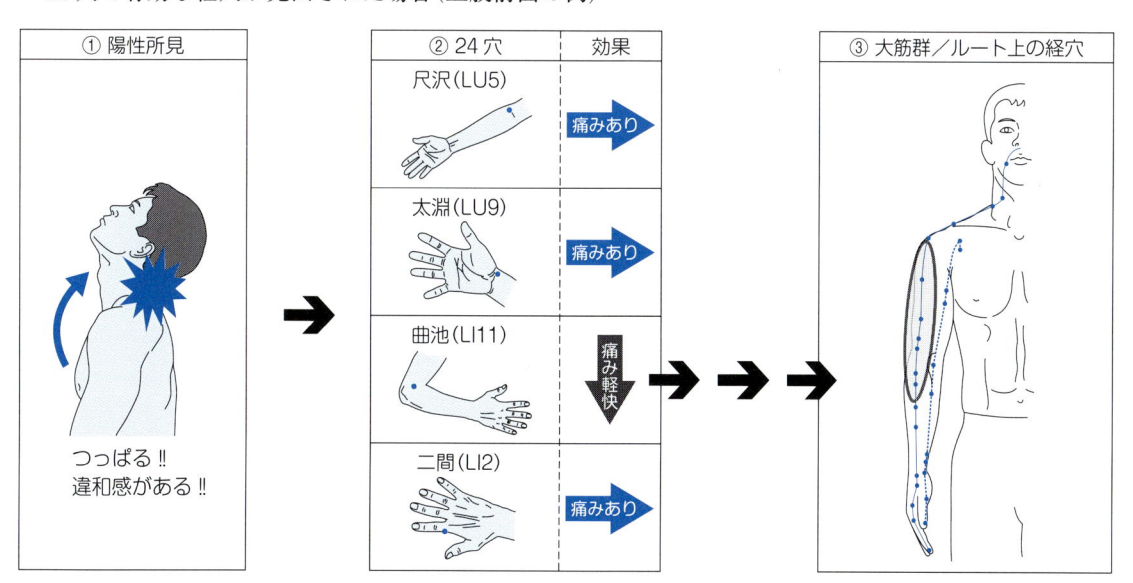

① この動きで異常があるとき．
② 4 つの経穴を順に指で軽く触れながら①の動きを行う．有効な経穴が見出された［曲池（LI 11）痛み軽快］．
③ 有効な経穴［曲池（LI 11）］の分布する経絡上で圧痛のある部位や経穴を見つけ，そこを刺激して②の治療を強化する．

ダイジェスト❸

■有効な経穴の見つけ方　2/2
24穴で有効な経穴が見出されなかった場合（上肢前面の例）

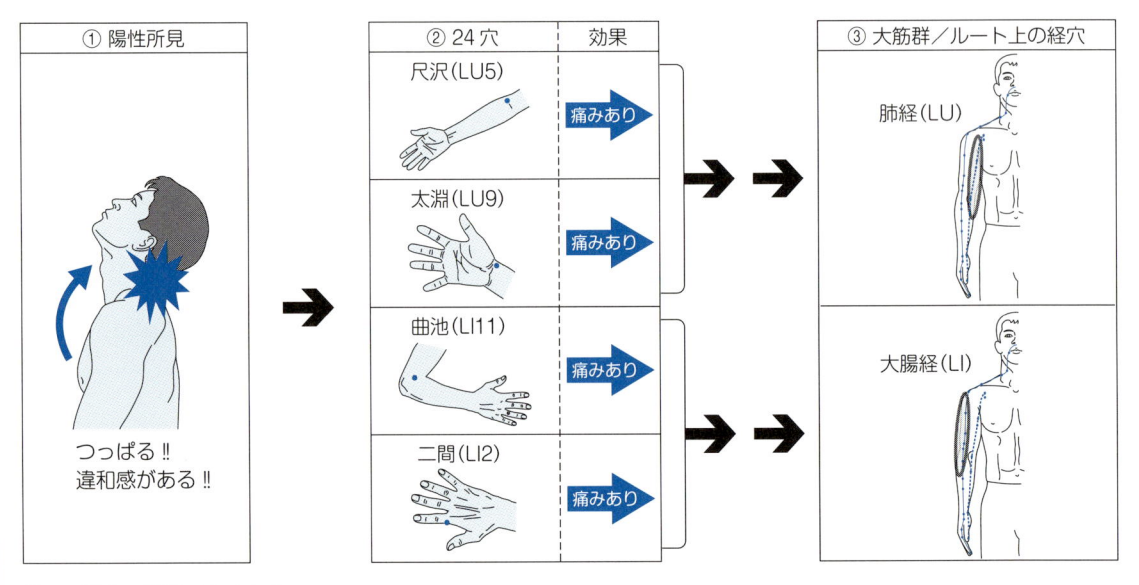

① 陽性所見 → ② 24穴／効果
- 尺沢(LU5)　痛みあり
- 太淵(LU9)　痛みあり
- 曲池(LI11)　痛みあり
- 二間(LI2)　痛みあり

→ ③ 大筋群／ルート上の経穴
- 肺経(LU)
- 大腸経(LI)

つっぱる!!
違和感がある!!

①この動きで異常があるとき。
②4つの経穴を順に押さえながら①の動きを行う。有効な経穴が見出されなかった（どの経穴も効果がない）場合。
③対応する2つの経絡上で圧痛のある部位や経穴を見つけ，その部位を押さえながら同じ動きをして有効かどうかをみる。

ダイジェスト❹

■ケア方法

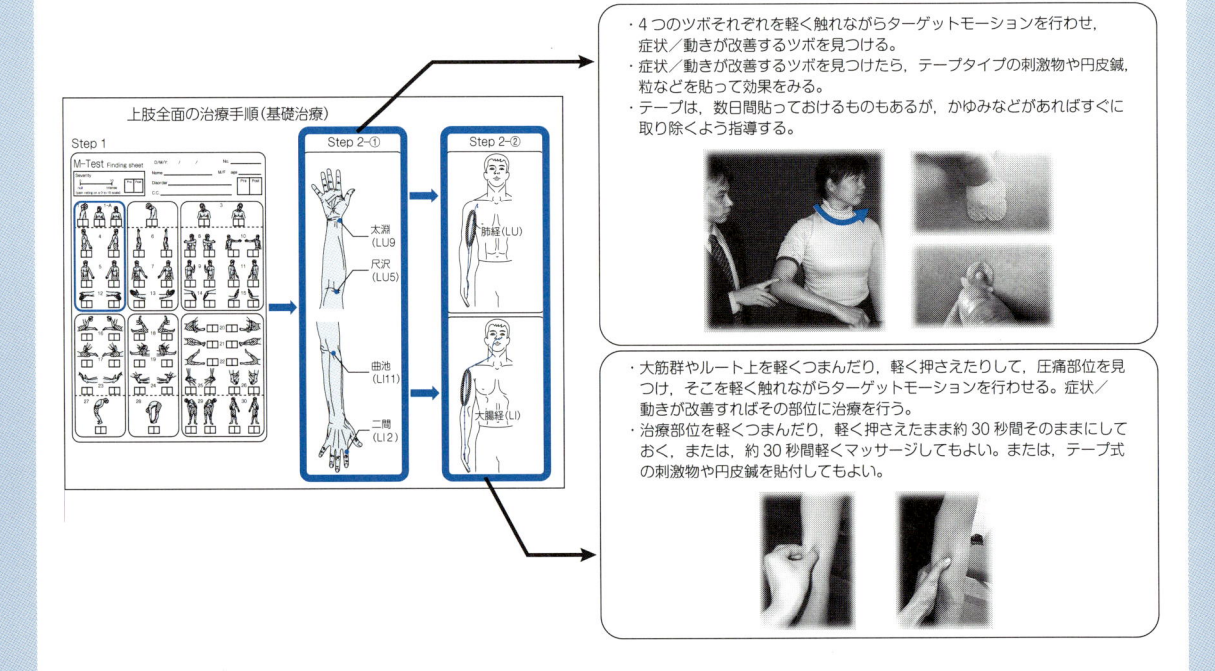

上肢全面の治療手順（基礎治療）

Step 1　M-Test Finding sheet
Step 2-① 太淵(LU9)／尺沢(LU5)／曲池(LI11)／二間(LI2)
Step 2-② 肺経(LU)／大腸経(LI)

・4つのツボそれぞれを軽く触れながらターゲットモーションを行わせ，症状／動きが改善するツボを見つける。
・症状／動きが改善するツボを見つけたら，テープタイプの刺激物や円皮鍼，粒などを貼って効果をみる。
・テープは，数日間貼っておけるものもあるが，かゆみなどがあればすぐに取り除くよう指導する。

・大筋群やルート上を軽くつまんだり，軽く押さえたりして，圧痛部位を見つけ，そこを軽く触れながらターゲットモーションを行わせる。症状／動きが改善すればその部位に治療を行う。
・治療部位を軽くつまんだり，軽く押さえたまま約30秒間そのままにしておく，または，約30秒間軽くマッサージしてもよい。または，テープ式の刺激物や円皮鍼を貼付してもよい。

ダイジェスト❺

■所見の取り方と診断

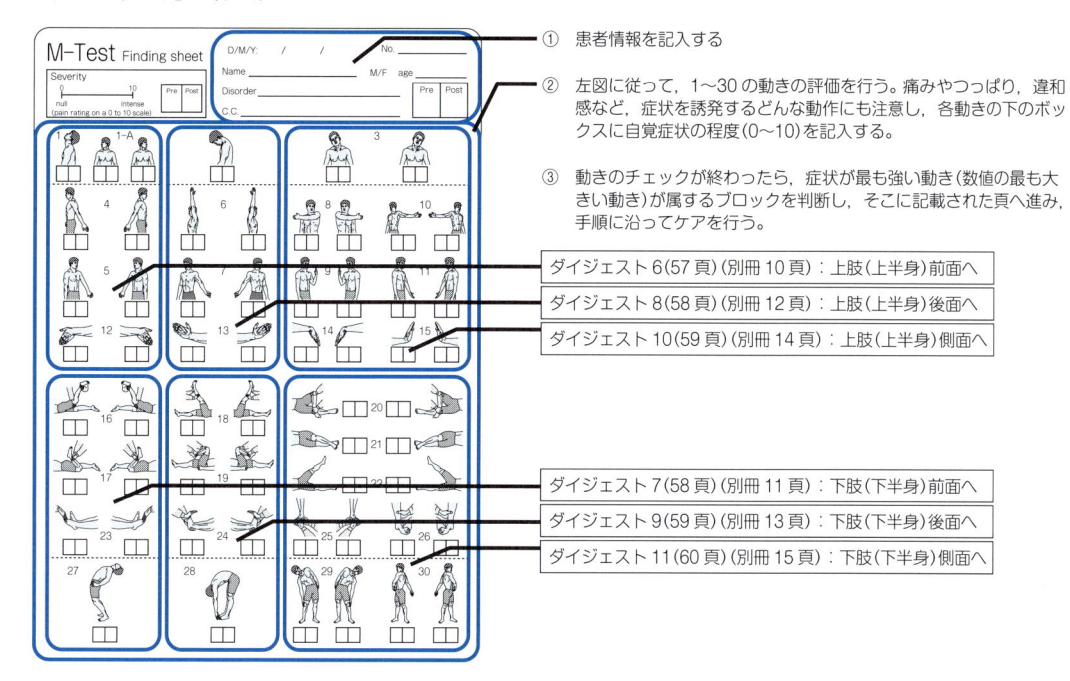

① 患者情報を記入する

② 左図に従って，1〜30の動きの評価を行う。痛みやつっぱり，違和感など，症状を誘発するどんな動作にも注意し，各動きの下のボックスに自覚症状の程度（0〜10）を記入する。

③ 動きのチェックが終わったら，症状が最も強い動き（数値の最も大きい動き）が属するブロックを判断し，そこに記載された頁へ進み，手順に沿ってケアを行う。

- ダイジェスト6(57頁)(別冊10頁)：上肢(上半身)前面へ
- ダイジェスト8(58頁)(別冊12頁)：上肢(上半身)後面へ
- ダイジェスト10(59頁)(別冊14頁)：上肢(上半身)側面へ
- ダイジェスト7(58頁)(別冊11頁)：下肢(下半身)前面へ
- ダイジェスト9(59頁)(別冊13頁)：下肢(下半身)後面へ
- ダイジェスト11(60頁)(別冊15頁)：下肢(下半身)側面へ

ダイジェスト❻

■上肢前面の治療手順（基礎治療）

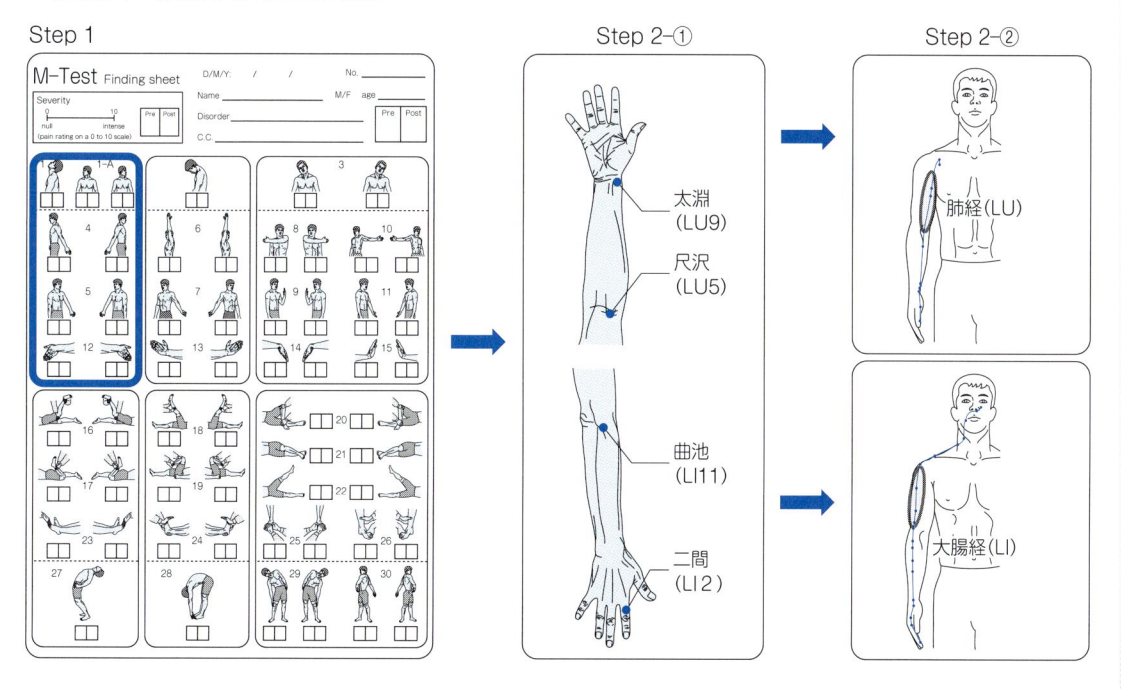

Step 1 → Step 2-① → Step 2-②

- 太淵(LU9)
- 尺沢(LU5)
- 肺経(LU)
- 曲池(LI11)
- 二間(LI2)
- 大腸経(LI)

ダイジェスト❼

■下肢前面の治療手順（基礎治療）

Step 1

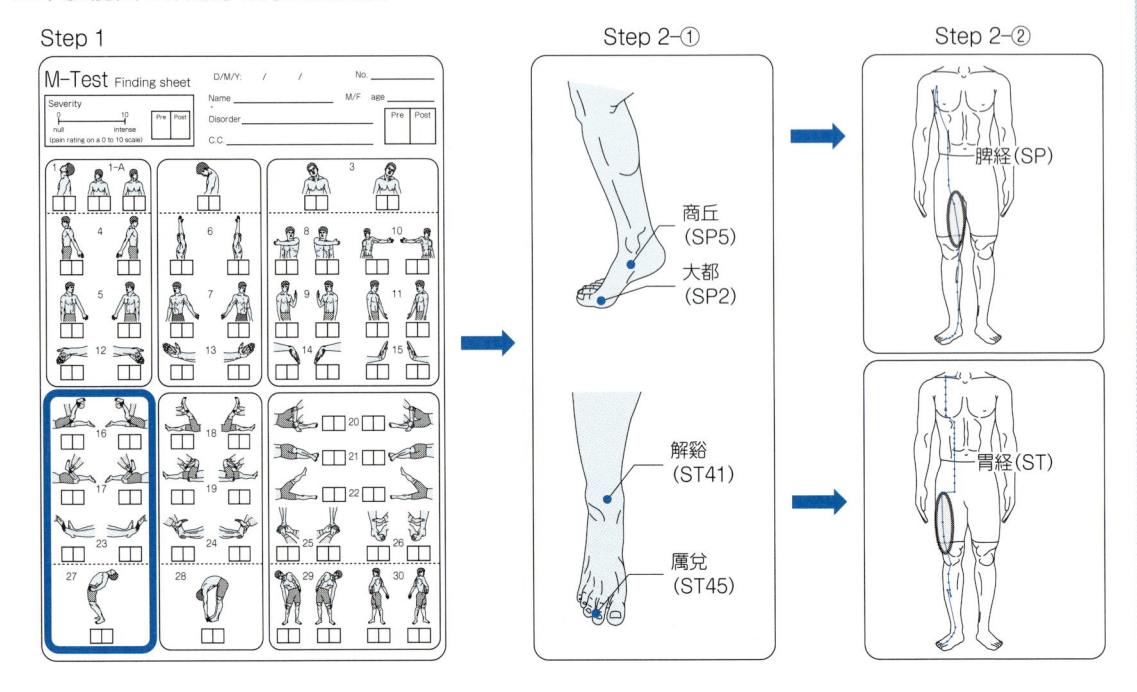

Step 2-①
- 商丘（SP5）
- 大都（SP2）
- 解谿（ST41）
- 厲兌（ST45）

Step 2-②
- 脾経（SP）
- 胃経（ST）

ダイジェスト❽

■上肢後面の治療手順（基礎治療）

Step 1

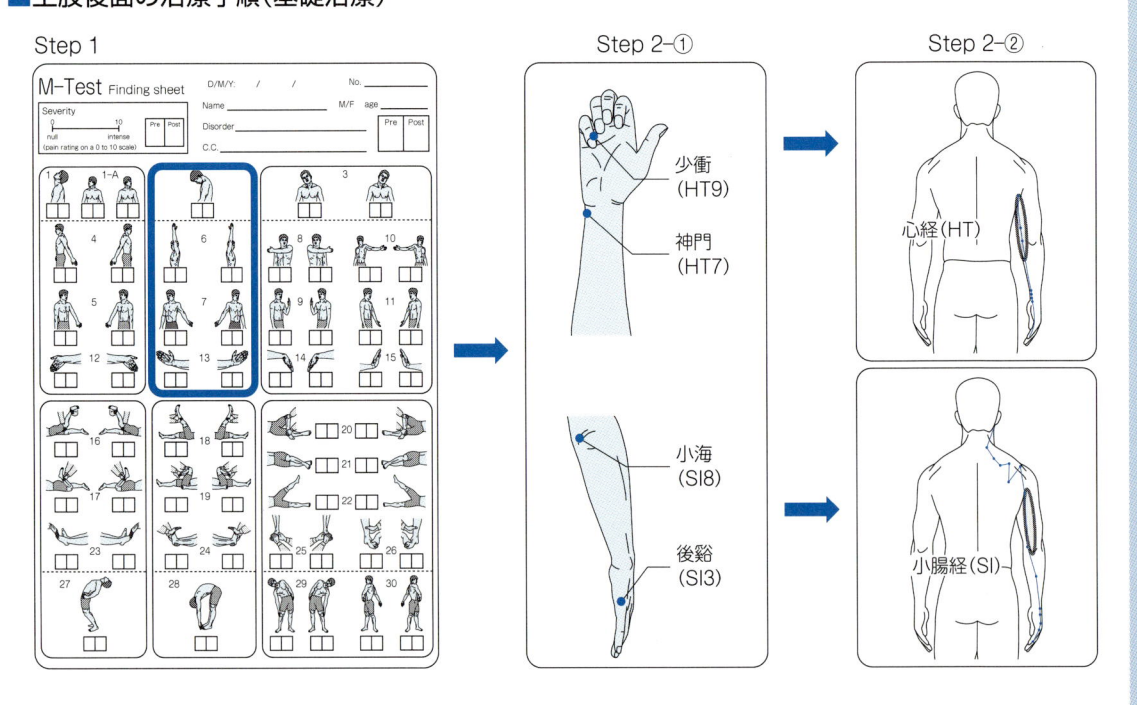

Step 2-①
- 少衝（HT9）
- 神門（HT7）
- 小海（SI8）
- 後谿（SI3）

Step 2-②
- 心経（HT）
- 小腸経（SI）

ダイジェスト❾

■下肢後面の治療手順（基礎治療）

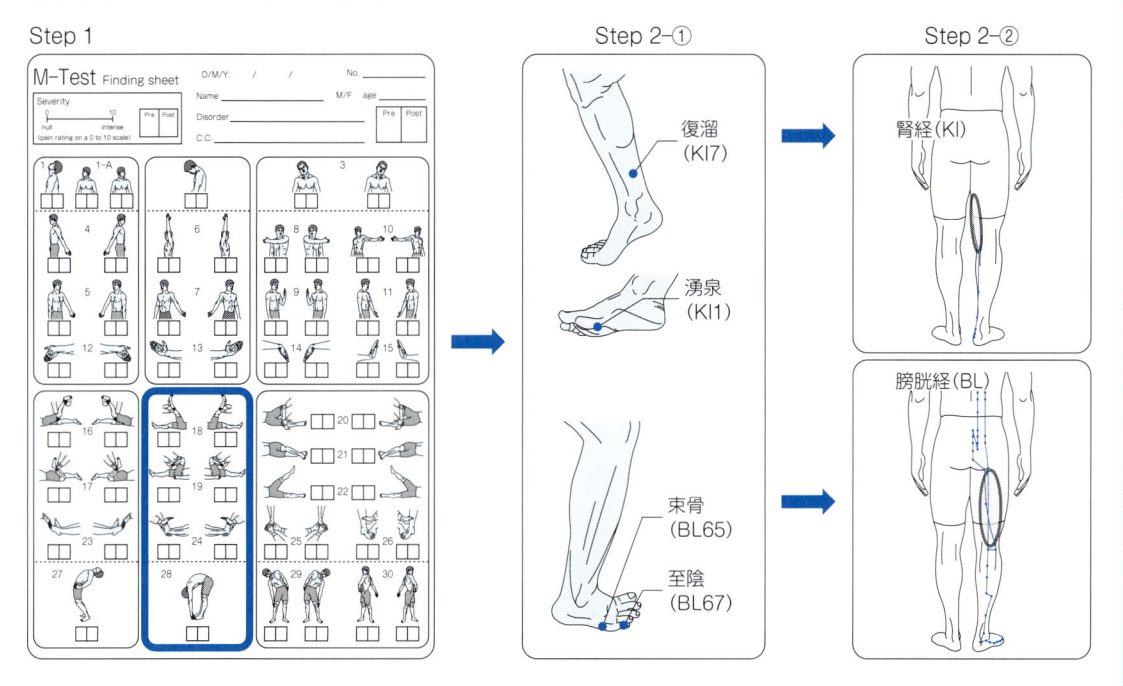

Step 1 → Step 2-① → Step 2-②

- 復溜（KI7）
- 湧泉（KI1） → 腎経（KI）
- 束骨（BL65）
- 至陰（BL67） → 膀胱経（BL）

ダイジェスト❿

■上肢側面の治療手順（基礎治療）

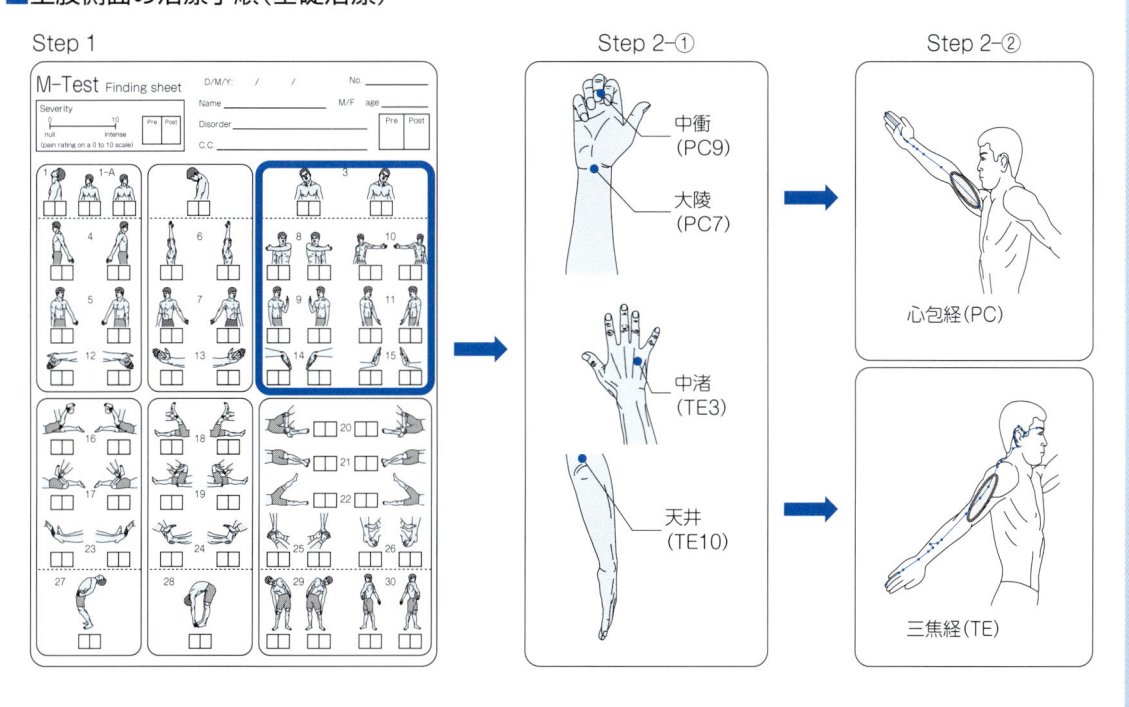

Step 1 → Step 2-① → Step 2-②

- 中衝（PC9）
- 大陵（PC7） → 心包経（PC）
- 中渚（TE3）
- 天井（TE10） → 三焦経（TE）

59

ダイジェスト⓫

■下肢側面の治療手順（基礎治療）

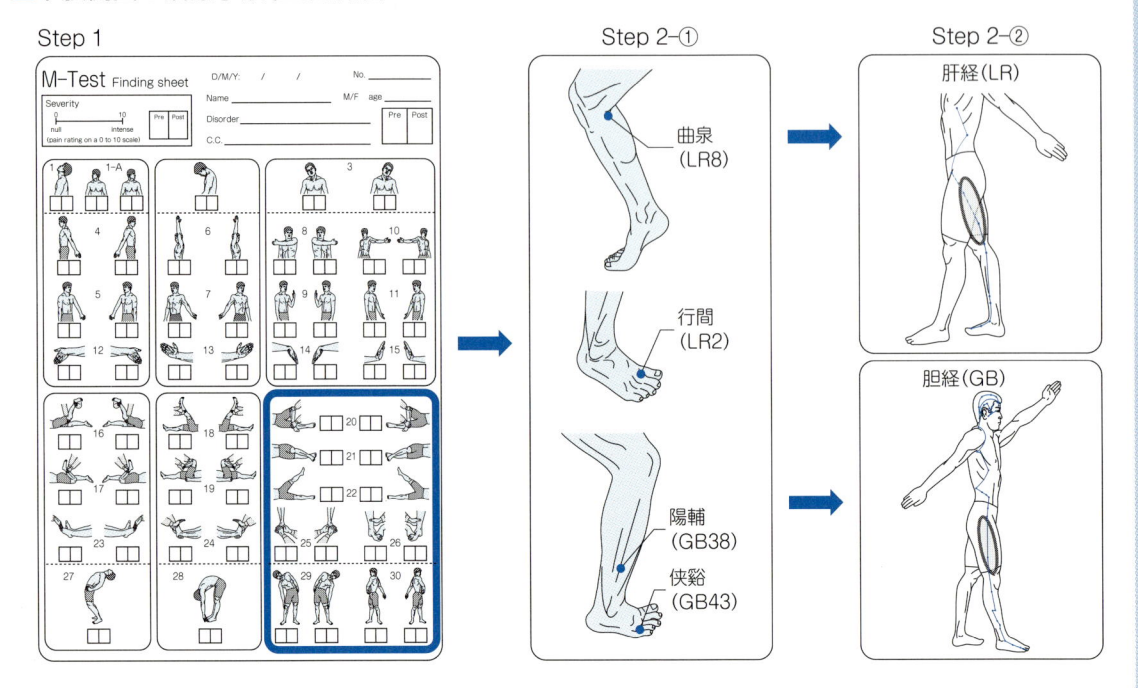

Step 1

Step 2-①
- 曲泉 (LR8)
- 行間 (LR2)
- 陽輔 (GB38)
- 侠谿 (GB43)

Step 2-②
- 肝経 (LR)
- 胆経 (GB)

第4章

理論的背景（中・上級編）

1 序論

　M-Testは，身体の動きの分析に経絡・経穴を応用するとその異常の診断や修復ができるという仮説である。一方，近代科学には身体の動きの分析に応用することが可能な概念としてBuckminster Fullerにより構築されたテンセグリティがある。この概念に基づく構造は張力材と圧縮材がシステム全体の中にうまく分散して釣り合い，システム自体が力学的に安定化する特徴を有する。これを生物に応用したDonald E. Ingberは，細胞の変形を単純なテンセグリティモデルで再現できることを証明し，そのモデルで観察される現象を敷衍してヒトの身体構造そのものにテンセグリティの原則をあてはめることができると提唱している[12]。その後，Ida P. Rolfにより提唱されたストラクチュアル・インテグレーション[13]やThomas W. Myersにより提唱されたアナトミートレイン[14]説は筋・筋膜系に注目して，それが姿勢や動きに果たす役割を論じて，テンセグリティ仮説をさらに具体的なものとした。しかしながら，ヒトの身体の動きを詳しく分析して，どこにどのような応力を加えるとテンセグリティの原則が十分に機能するようになるかを示す方法論としては不十分であると考えられる。

　一方，M-Testは身体の動きを経絡と関連づけ，6つのブロックに分けて観察することで身体の動きのバランスの歪みを明らかにでき，それを修復するために必要な経穴，例えば五行穴や五要穴などを刺激できる。経絡分布の特徴は，ヒトの身体の動きを詳しく分析することを可能とし，経絡に分布する経穴の位置の特徴はどこにどのような応力を加えると身体におけるテンセグリティの原則が十分に機能するようになるかを示す方法論を実現してくれる十分な条件を備えている。また，ストラクチュアル・インテグレーションやアナトミートレイン説では筋・筋膜系を重要視したが，筋・筋膜系に対する刺激でなくとも選択された経穴が適切であると，その部位の皮膚表面への刺激だけで顕著な効果を発揮する。傳田光洋[16~18]が指摘しているように，皮膚は身体の表層で身体全体を覆い，第3の脳とも言うべき機能を備えていることが知られている。また，皮膚運動学[19]という考え方も提唱されており，M-Testで観察される治療効果を考慮するとヒトの姿勢や身体バランスに寄与する皮膚の役割は極めて大きい

と推測できる．さらに，ソマレゾン(第6章参照)で皮膚への軽度な無侵襲刺激を行うと強い鎮痛効果を発現することが堀田晴美の動物実験で明らかにされており[20]，鍼治療においては経穴選択の適切さに加えて，刺激としての皮膚へのアプローチが，その効果の成否を握る重要な鍵となると考えられる．

M-Testは身体の動きを6つのブロックに分けて観察することで身体バランスを把握するが，それぞれが経絡を伸展する動きで構成され，五行分類のいずれかに相当する．そのため，M-Testに五行説を導入することで，より詳細な身体バランス分析法と，その歪みを修復する方法を展開できる．この考え方に基づいた身体の動きの分析は簡単，迅速であり，所見に基づいて選択される経穴の治療効果は的確であることを筆者らが経験した多くの臨床例が示している．

そこでこの章では，身体の動きと五行との相互関連について考察し，経穴選択の重要さを解説する．また，M-Testで用いる経穴のうち第2章「M-Testの理論的背景(基礎編)」では触れなかった経穴についても言及し，現時点でのM-Testの理論的背景を紹介する．

2 ヒトの動きと五行

1) 五行説概説

五行説[21]では，自然界におけるすべての事象は木・火・土・金・水の五種の物質の働きによって構成されているとされている．人体の各臓腑などにおいても同様で，その性質や作用を木・火・土・金・水に分類し，臓腑間の助け合う関係や制約しあう関係を解釈している．これらの関係性を五行関係と総称し，助け合う関係を相生と称し，制約し合う関係を相剋と称している(図4-1)．

五行それぞれと経絡分布を対応させてみると図4-2のようになる．木を肝経ないし胆経とみなすと，木は下肢内側面と下肢外側面にあたる．火は心経・小腸経，心包

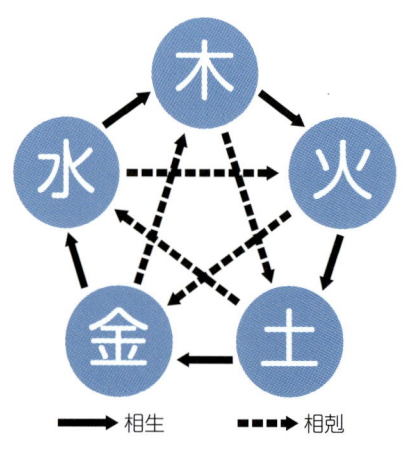

図4-1　五行の相生・相剋関係

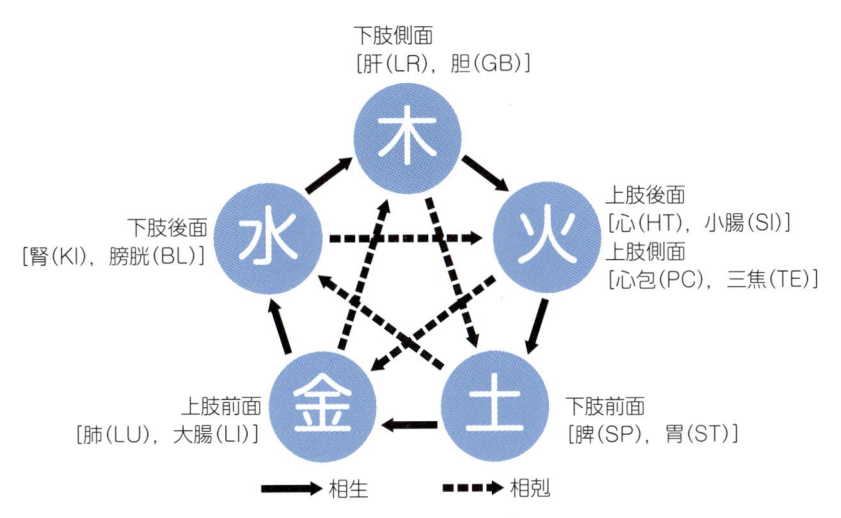

図4-2 五行の相生・相剋関係と経絡分布との関連

経・三焦経とみなされるので，それぞれ上肢後面，上肢内・外側面に相当する。土は脾経・胃経とみなされるので，下肢前面にあたる。金は肺経・大腸経に相当するので，上肢前面とみなすことができる。また水は腎経・膀胱経であり，下肢後面に相当する。加えて，五行には母子関係といった考え方が示されており，木は火の母であり，火は木の子である一方で，土の母であるといった表現を用いる。母子関係は的確な治療方針を引き出すのに重要な役割を担っている[22]。これらの考え方を病態の分析と治療に応用すると，実に見事な効果を引き出すことができる。

2) 身体の動きと五行

身体の動きを五行と関連づけて観察すると以下のようになる。図4-3に示した動作では上肢前面・下肢前面は伸展され，反対に上肢後面・下肢後面は短縮される。伸展される上肢前面は金（肺経・大腸経），下肢前面は土（脾経・胃経）に相当する。短縮される上肢後面・下肢後面はそれぞれ火（心経・小腸経）と水（腎経・膀胱経）に相当する。この動作には少なくともこれら金・土・火・水の4つの行が関わっており，各行は相互に相生・相剋関係を形成している。これらは，スポーツ活動におけるダイナミックな動きにおいても同様に考察できる。

図4-4にゴルフスイングの連続動作を示した。A～Dにおいて上下肢の伸展側に注目すると，上肢は左右とも側面・後面（火）に伸展負荷がかかっているのがわかる。一方，下肢では左右で負荷のかかる面（部位）が異なっている。Aでは，左下肢は内側面（木）への伸展負荷であり，右下肢は外側面（木）への伸展負荷である。Cにおいて左下肢には外側面（木），右下肢には前面（土）に主として伸展負荷がかかっている。Bにおいては，Cと同様に左下肢外側面（木）に負荷がかかっており，右下肢には側面（木）から前面（土）に負荷がかかりはじめている。また，DにおいてもCと動作は異なるものの同様な面への伸展負荷がかかっている。このようにスポーツの連続動作におけ

第4章　理論的背景（中・上級編）

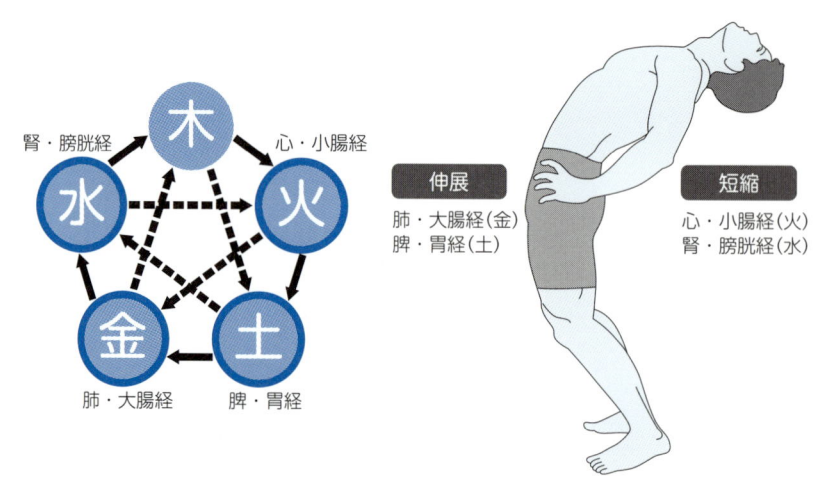

図4-3　動きにおける経絡相互の関係

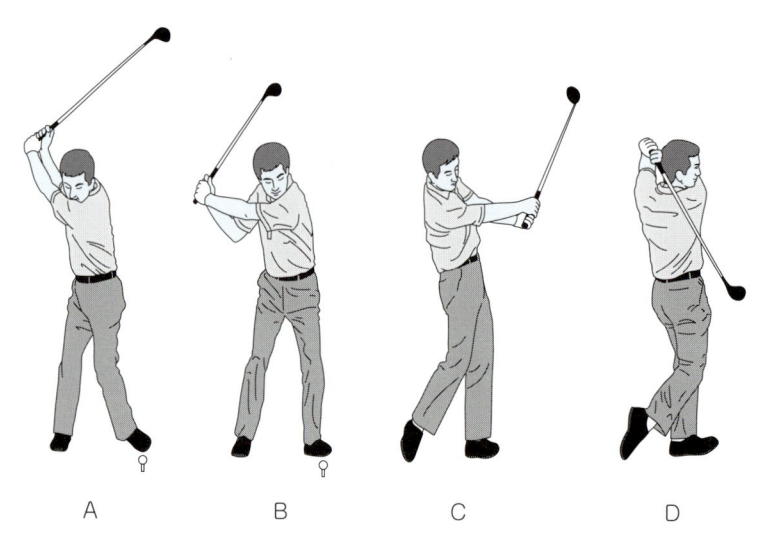

図4-4　ゴルフスイングにおける連続動作

る上下肢の動きを五行に置き換えて，そのバランスやアンバランスを観察することができる．例えば，動作Aにおいて痛みや違和感などを感じとるときには火（上肢側面・後面）と木（下肢内・外側面）の問題ととらえる．また，動作Cにおけるように左右の上肢の動きが類似していても右下肢と左下肢の動きが異なる場合には，右側は火（上肢側面・後面）と土（下肢前面），左側は火（上肢側面・後面）と木（下肢側面）の相互関連を考慮した分析が必要となる．

3　M-Test と五行

　M-Test は，上肢，下肢，体幹に対して個別に動きを負荷し，それぞれの動きの異常を見いだし，異常経絡を判断する方法である．M-Test を構成する動きは上肢前面，下肢前面，上肢後面，下肢後面，上肢側面，下肢側面の6つの表裏経に伸展負荷を与える基本動作30項目からなり，身体の動きを6つのブロックに分けて観察することが可能である．6ブロックの動きは，それぞれ五行のいずれかに相当する．そのため，動きの分析を介して，いずれの部位に異常があるかを知ることができ，五行の中でどの行に関わる異常かを判断できる．

　図4-5 にそれぞれの行に関わる代表的な動きと経絡を示し，図4-6～10（66～70頁）に，それぞれの行に関わる動きを示す．

　これらの行に関わる動きの相互関係を論じているのを動きから見た五行論と定義する．

　図4-11（71頁）に示すフィギュアスケートの技であるレイバックイナバウアーの1つ1つの動きを五行論で分析すると，頸部は #1 の動き（金），両上肢は #6 と #15 の動き（火），体幹は #27 の動き（土），両下肢と足関節は 16, 20, 22, 26 の動き（木と土）となり，4つの行に関係していることがわかる．身体の動きの異常を見出すには，このような動きの分析を介して症状が起こるのはどのような動作をしたときかを観察す

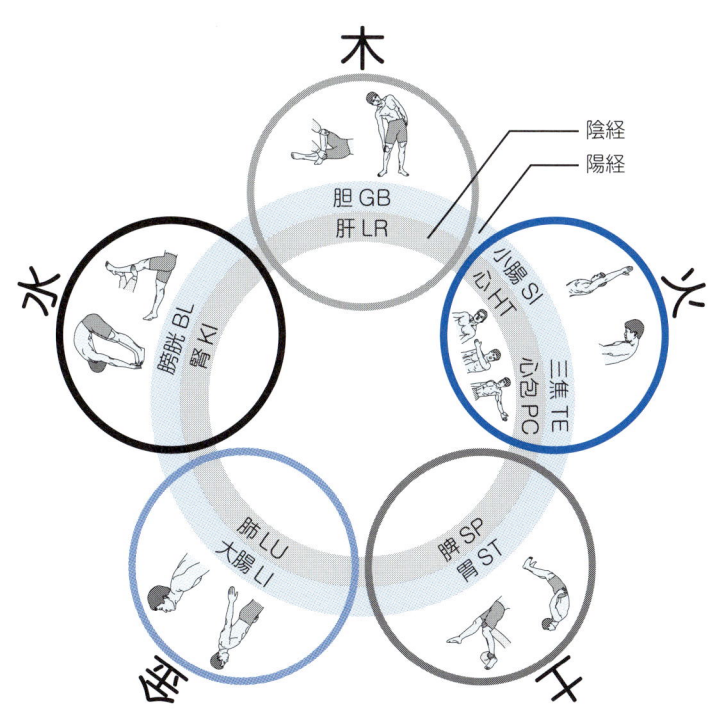

図4-5　M-Test と五行

第4章　理論的背景（中・上級編）

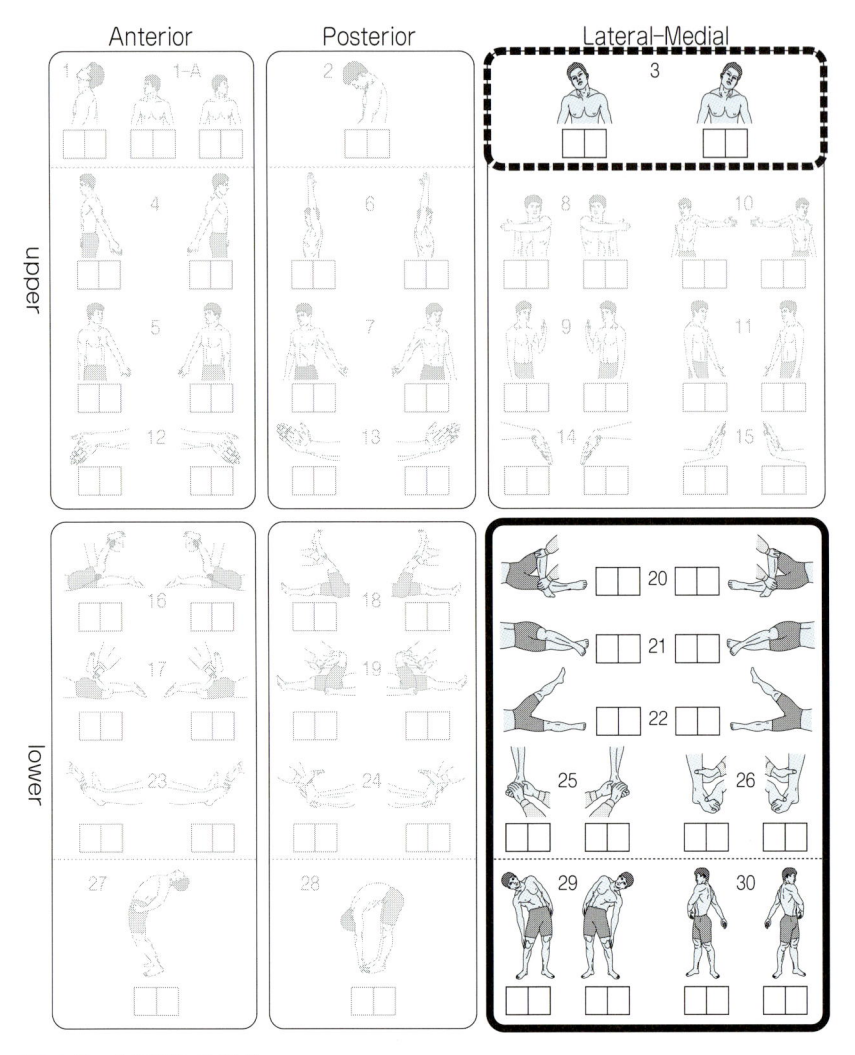

図4-6　木に関わる動き

木に関わる動き，つまり下半身側面（肝経，胆経）の動きを示す。図中20，21，22，25，26，29，30で示した動きが相当する。3の動きは頸部の動きで，基本的には上肢側面のブロックに該当するが，経絡走行の特徴から木の動きとしても分類される。

ることが必要で，身体の一部だけでなく全体を把握することが重要である。なぜならこの繊細なバランスで表現される美しい動作は，下肢，上肢，そして体幹のバランスが良好に保たれることで成立しているからであり，ある一部の異常によって動き全体のアンバランスが容易に起こりうるからである。

　図4-12，13（72頁）にゴルフのスイングの例を示した。図4-12のテイクバックの場面における左上肢と左下肢の五行関係は，上肢が火，下肢が木で相生関係を形成している。図4-13のフォロースルーの頸部，右上肢，右下肢を見てみると，右上肢は火，右下肢は土，頸部は金に該当し，右上肢と右下肢，右下肢と頸部はそれぞれ相生関係を，右上肢と頸部は相剋関係を形成していることがわかる。これらの関係から治療を

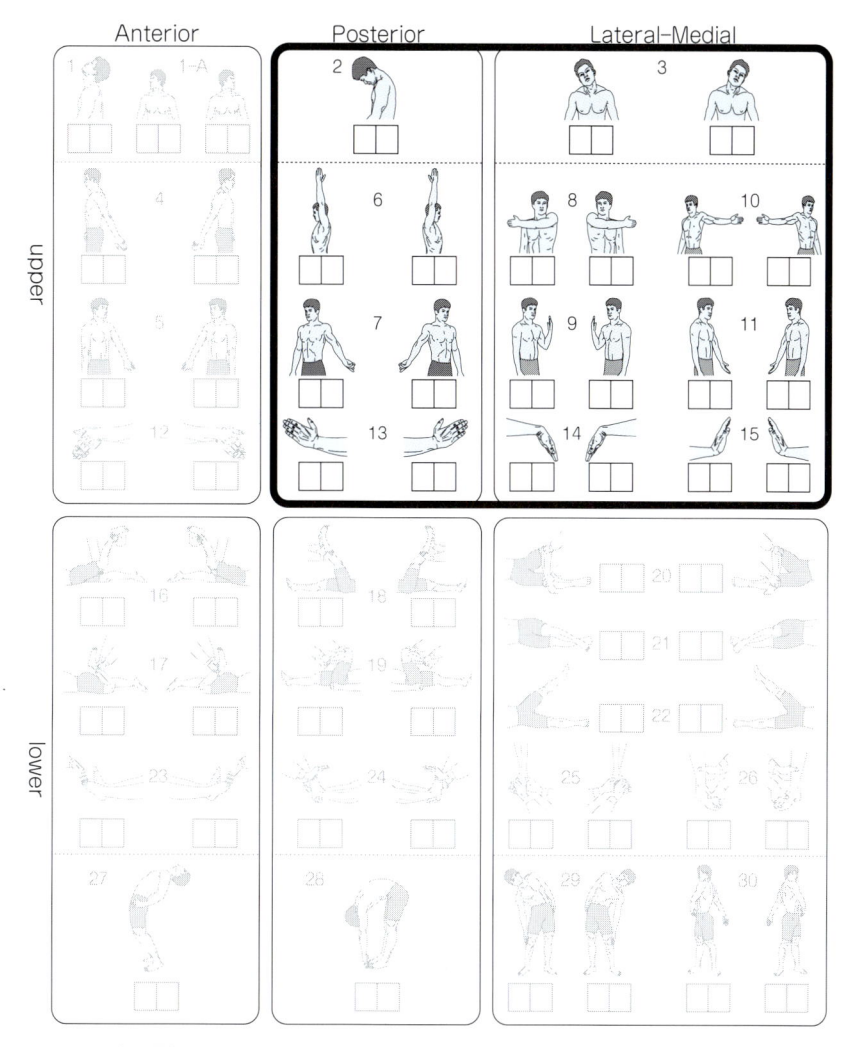

図 4-7 火に関わる動き

火に関わる動き,つまり上半身後面(心経,小腸経)・側面(心包経,三焦経)の動きを示す。図中 2, 6, 7, 13 は心経・小腸経に関わる動き,3, 8, 9, 14 は三焦経に関わる動きで,3, 10, 11, 15 は心包経に関わる動きと分類される。

組み立てることも可能である。また,同側のブロック間でみられる相生・相剋関係に加えて,左右が交叉するブロック間,例えば,右上肢と左下肢,右下肢と左下肢との間にも相生・相剋関係が存在する。左右のブロック間における異常の場合は陰と陽の経絡相互の関連(陰陽交叉)を応用した治療を組み立てる。この原則に基づいて選穴した経穴が極めて有効な場合があり,身体の動きで起こる過負荷にはさまざまなパターンがあると考えられる。M-Test に五行論を導入することで,ヒトの動きにおいて上肢や下肢の前面,後面,側面に分布する経絡群がどのような相互関係を有するかを論じることができ,また同時に相互関係の調和の破綻からくる異常を修復することができる。

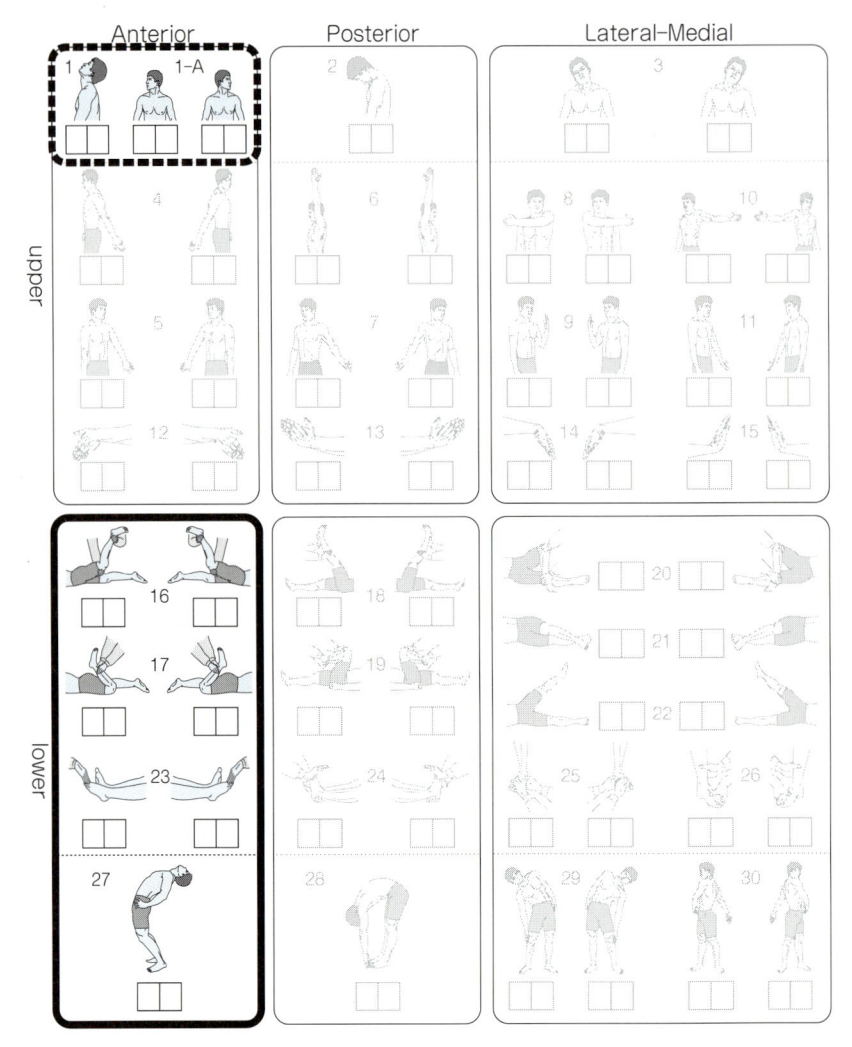

図 4-8　土に関わる動き

土に関わる動き，つまり下半身前面（脾経，胃経）の動きを示す。図中 16，17，23，27 に示した動きが相当する。1 の動きは頚部の動きで，基本的には上肢前面のブロックに該当するが，経絡走行の特徴から土の動きとしても分類される。

4　治療点としての五行穴

1）五行穴概説

　　正経十二経絡にそれぞれ存在する五行穴は井穴，栄穴，兪穴，経穴，合穴（井栄兪経合）の5つで構成されており，霊枢[23]によれば臓腑の脈気の流れるところとされている。ヒトの身体に分布する経絡には脈気が流れていて，全身を上下くまなくめぐり，片時も休むことがない。脈気の出るところを「井穴」といい，溜るところを「栄穴」，

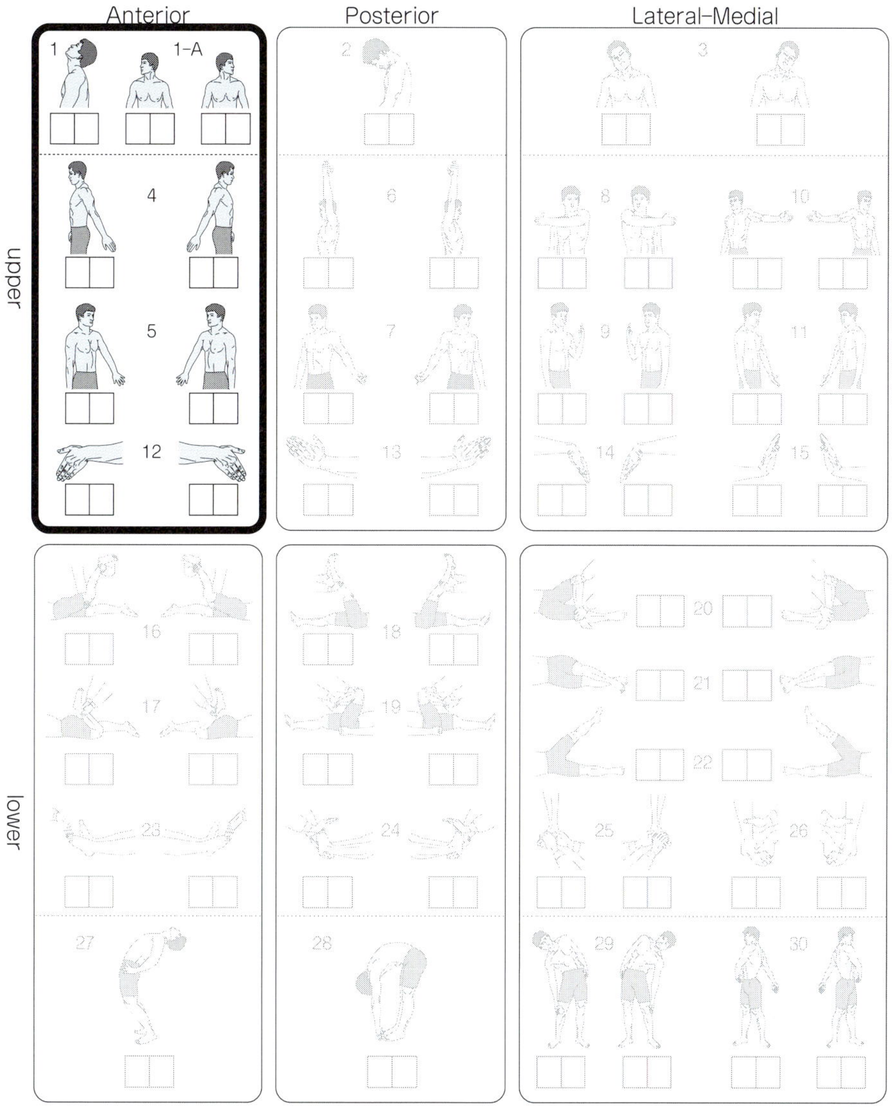

図 4-9　金に関わる動き

金に関わる動き，つまり上半身前面（肺経，大腸経）の動きを示す。図中 1，4，5，12 に示した動きが相当する。

注ぐところを「兪穴」，行くところを「経穴」，入るところを「合穴」というと述べられている。また，井栄兪経合穴には，それぞれの臓腑の気が流れているとされる。つまり，同じ経絡であっても五行穴には他の臓腑の気が流れているという特徴を有している。この特徴を応用することで経絡相互の影響を知り，治療に役立てることができる。例えば，経絡のうち肝経を取り上げると，井穴は木穴にあたり肝の気が，栄穴は火穴にあたり心の気が，兪穴は土穴にあたり脾の気が，経穴は金穴にあたり肺の気が，合穴は水穴にあたり腎の気がそれぞれ流れているとされる（表 2-2，20 頁参照）。こ

第4章　理論的背景（中・上級編）

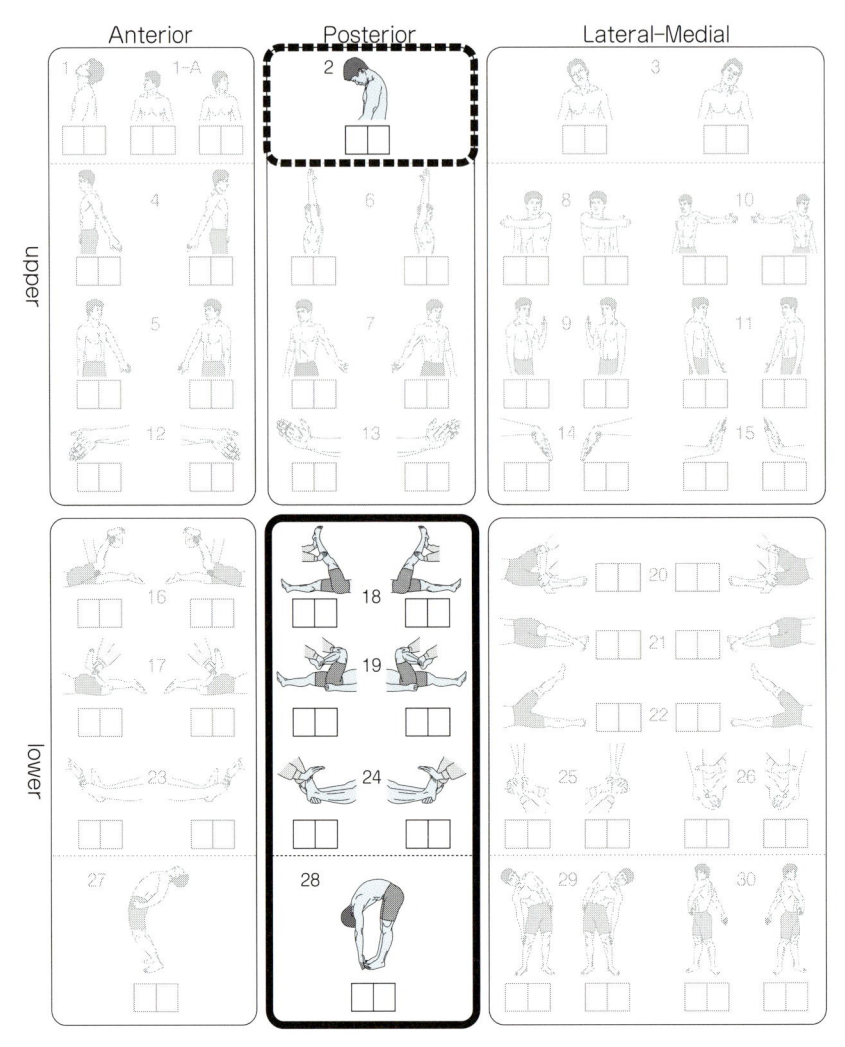

図4-10　水に関わる動き

水に関わる動き，つまり下半身後面（腎経，膀胱経）の動きを示す。図中18，19，24，28に示した動きが相当する。2の動きは頸部の動きで，基本的には上肢後面のブロックに該当するが，経絡走行の特徴から水の動きとしても分類される。

の特徴は経絡相互の影響を知り，治療に役立てることに応用できる。

2）五行穴の位置の特徴と身体の動き

　五行穴が身体の動きにどのように関わっているかを推論するには，まずその位置の特徴を知る必要がある。

　上肢陽経の五行穴を図4-14右（73頁）に示した。井穴は金穴にあたり手指先端に，榮穴は水穴にあたり中手指節関節周囲に，俞穴は木穴にあたり手背部に，経穴は火穴にあたり手関節周囲に，合穴は土穴にあたり肘関節部に位置している。下肢陽経の五行穴相互の位置関係は上肢とほぼ同様である（図4-15右，73頁）。

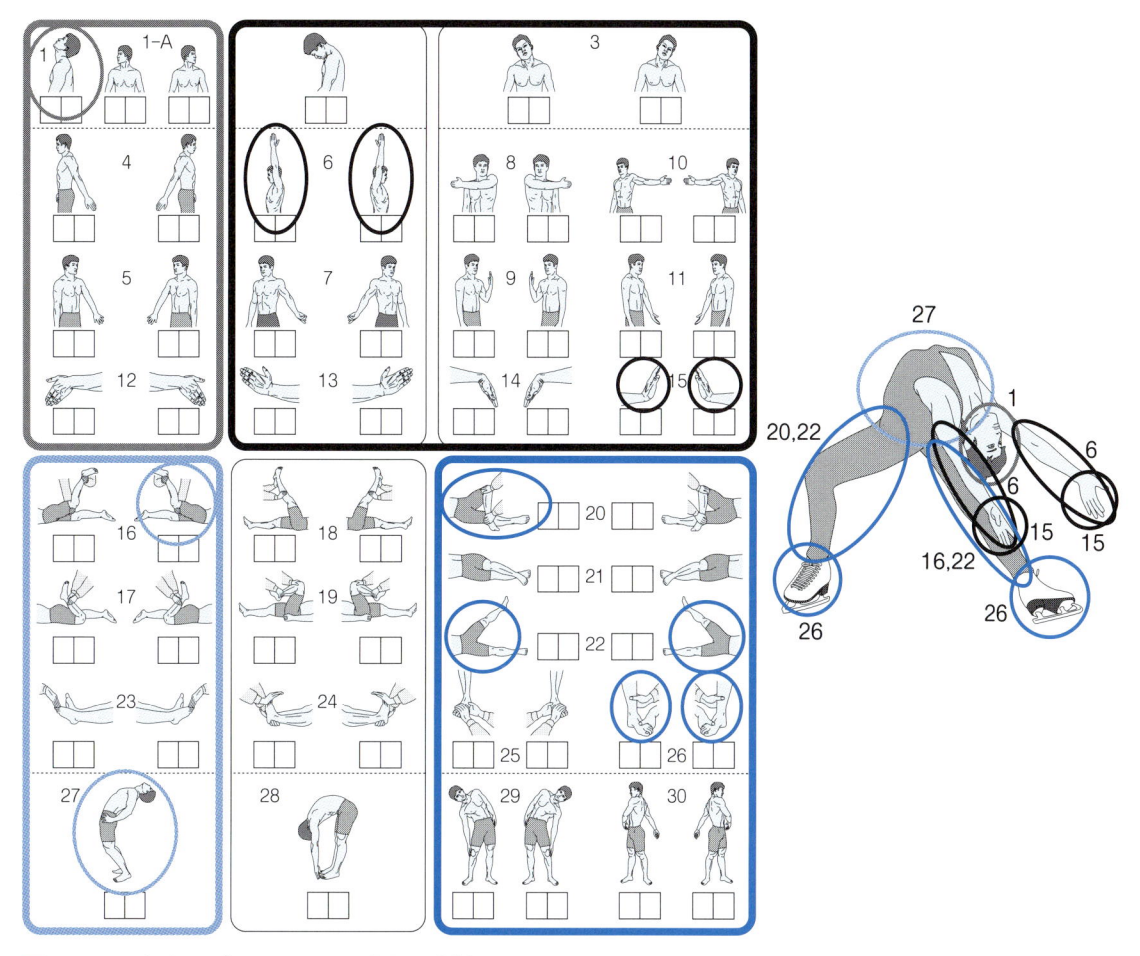

図 4-11　五行とスポーツにおける動きの分析

　図4-14左(73頁)に上肢陰経の五行穴を示した。井穴(木穴)は手指先端に，栄穴(火穴)は手掌に位置する。兪穴(土穴)は手関節部に，経穴(金穴)は手関節と肘関節との間に，合穴は水穴に相当し肘関節部に位置する。一方，下肢陰経の五行穴の位置的特徴は，上肢のそれとはやや異なる(図4-15左，73頁)。脾経と肝経の井穴(木穴)は上肢と同様に足趾先端に位置しているが，残りの陰経である腎経では井穴(木穴)が足底部に位置している。また，栄穴(火穴)，兪穴(土穴)，経穴(金穴)の位置も脾経，肝経のそれより中央側(上方)に位置する。しかし，合穴(水穴)は三陰経とも膝関節部に位置する。下肢腎経の五行穴の位置の配置が他の下肢陰経と異なっている意義は，現時点では不明であるが，ヒトの姿勢の原始的な形である四つん這いの姿勢がその鍵を握っているかもしれない。膝が屈曲された四足獣の後肢の湧泉あたりに身体を支える負荷がかかっていることが，下肢の腎経で五行穴の位置がずれる原因となった可能性を考えられなくもない。
　五行説の原則が正しいとすれば，この配置にヒトの動きにおける手指先端から肘ま

第 4 章　理論的背景(中・上級編)

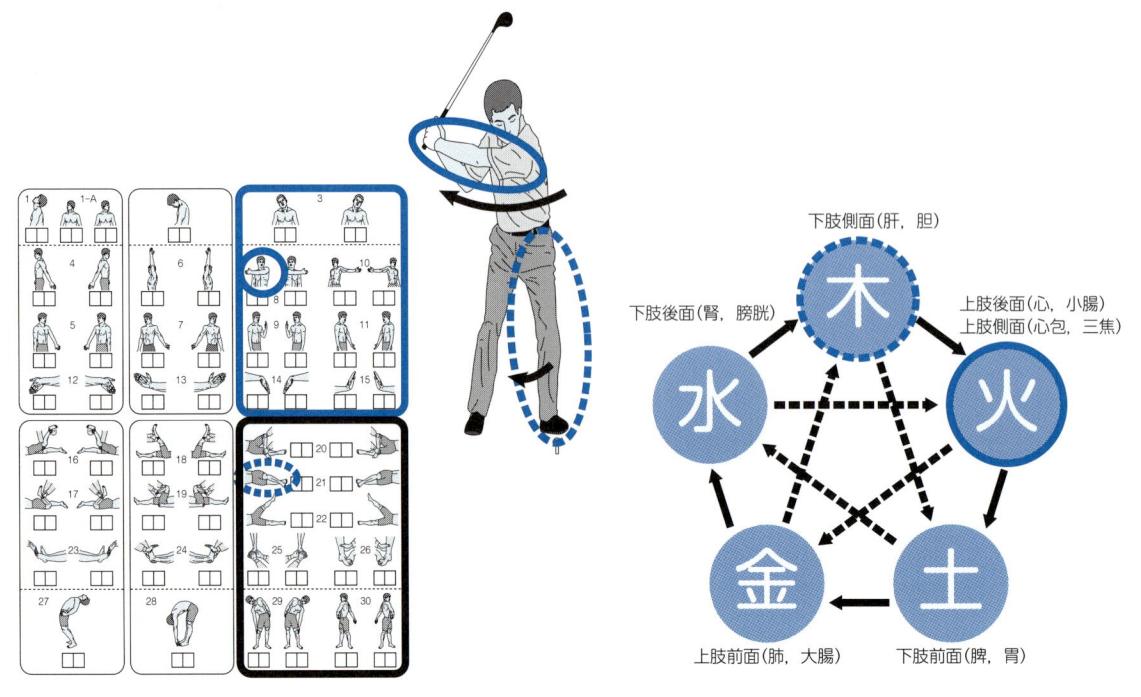

図 4-12　ゴルフのテイクバックにおける動きと五行の関係

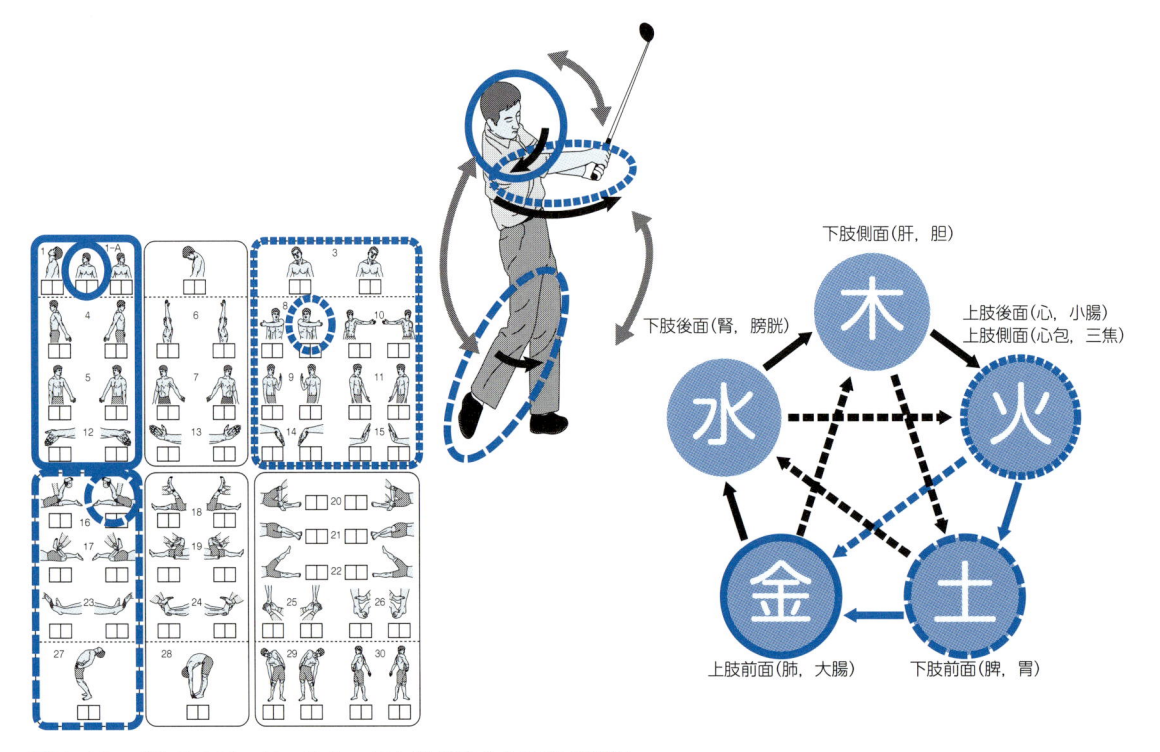

図 4-13　ゴルフのフォロースルーにおける動きと五行の関係

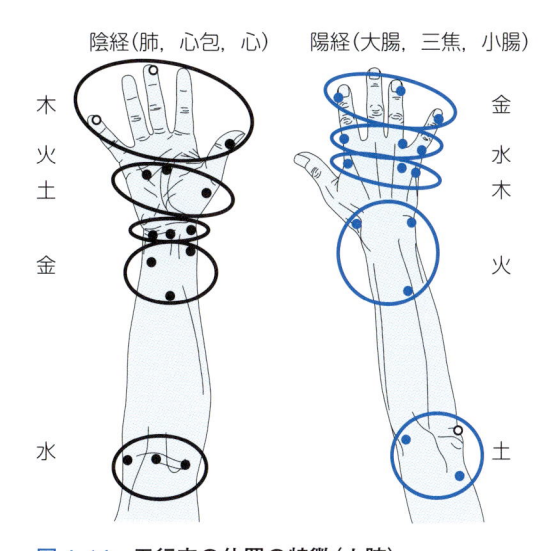

図 4-14　五行穴の位置の特徴(上肢)
※裏側にある経穴は，色を反転させて表現

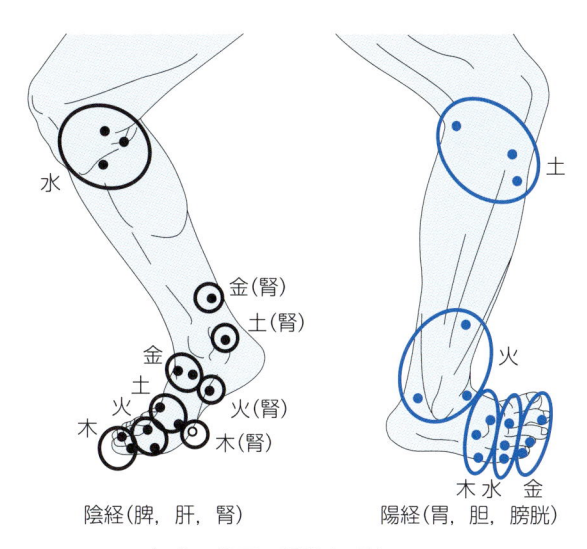

図 4-15　五行穴の位置の特徴(下肢)
※裏側にある経穴は，色を反転させて表現

で，また足趾先端から膝までの動きの微細な調和をはかる仕組みが内蔵されているはずである。

3) 五行論に基づく経穴選択(表2-2, 20頁参照)(表4-1, 74頁)

(1) 相生関係

　M-Test の6ブロックの動きを五行論に基づいて分類すると，下肢側面の動きは木，上肢後面・側面の動きは火，下肢前面の動きは土，上肢前面の動きは金，下肢後面の動きは水に相当する。M-Test は6ブロックの動きの分析を介して，いずれの部位に異常があるかを知ることで，どの行に関わる異常かを判断できる。同時に，五行における母子関係の考え方を病態の分析と治療に応用する。つまり，難経69難[21)]を応用することで五行論に基づく経穴選択を行う。難経69難に"実すればその子を瀉し，虚すればその母を補う"とあるが，これは木について考えると次のように言い換えることができる。"木が実すれば火を瀉し，木が虚すれば水を補なう"。表2-2(20頁)の五行穴と要穴一覧を参照しながら五行論の選穴原則に照らし合わせてみると，木が実のときには，陰経では肝経の栄火穴である行間(LR2)，陽経では胆経の経火穴である陽輔(GB38)を選択する。木の虚であれば，陰経では肝経の合水穴である曲泉(LR8)，陽経では胆経の栄水穴である侠谿(GB43)を選択する。しかしながら，M-Test で下肢側面の異常，つまり木の異常と判断したとしてもその異常が実であるか虚であるかは不明である。そのため，虚実の判断に脈診を必要とするのが従来の方法であった。これを M-Test では以下のように判断する。

　基礎治療の章(第3章)で示したように，上肢前面(金)，上肢後面(火)，上肢側面(火)，下肢前面(土)，下肢後面(水)，下肢側面(木)それぞれの面には母子関係に対応させて

4穴ずつ治療穴を配している(表3-1，41頁)。例えば，下肢側面(木)の異常では行間(LR2・栄火穴)，陽輔(GB38・経火穴)，曲泉(LR8・合水穴)，侠谿(GB43・栄水穴)がその4穴に相当する。つまり，これら4経穴は木が実のときと虚のときに用いる経穴であり，4経穴をそれぞれ触れながらターゲットモーションを行い，いずれが最も有効かを確認する。行間(LR2)が有効であれば，肝経の実と判断できるし，曲泉(LR8)が有効であれば肝経の虚であると判断できる。胆経の経穴においても同様に判断できる。

(2) 組み合わせ

相生関係による経穴選択を行った後，治療を強化するために組み合わせ穴を用いる。選穴には以下の考え方を採用している。例えば，"木が実すれば火を瀉す"とは木と火の動きの関係であり，"火が虚すれば木を補なう"ことも木と火の動きの関係を論じていることになる。井上恵理氏の取穴[24)]では，木と火の関係であることに重点をおいて，陰経では行間(LR2)・少衝(HT9)・中衝(PC9)の組み合わせ穴，陽経では陽輔(GB38)・後谿(SI3)・中渚(TE3)の組み合わせを採用している。

この方法に準じて火と土，土と金，金と水，水と木の関係を同様に考察すると，24穴は表4-1に示した基本的な経穴選択の組み合わせにまとめられる。この組み合わせは陰経で5組，陽経で5組となり，陰陽合わせて10組に過ぎない。組み合わせ穴の用い方は第5章にて解説する。

(3) 陰陽交叉

前項の「組み合わせ穴」は，同側における相生関係に基づいて選穴されている。つまり，経穴の組み合せは右側と右側，左側と左側を用いる。しかしながら，ヒトの動

表4-1 M-Testと陰経および陽経における五行穴の組み合せ

	相生関係	母穴	子穴
陰経	木と火	行間(LR2)	少衝(HT9) 中衝(PC9)
	火と土	神門(HT7) 大陵(PC7)	大都(SP2)
	土と金	商丘(SP5)	太淵(LU9)
	金と水	尺沢(LU5)	復溜(KI7)
	水と木	湧泉(KI1)	曲泉(LR8)
陽経	木と火	陽輔(GB38)	後谿(SI3) 中渚(TE3)
	火と土	小海(SI8) 天井(TE10)	解谿(ST41)
	土と金	厲兌(ST45)	曲池(LI11)
	金と水	二間(LI2)	至陰(BL67)
	水と木	束骨(BL65)	侠谿(GB43)

きと五行，ならびに M-Test と五行の項で示したように，身体の動きには，詳細に検討すると右と左，陰と陽の経絡の相互関係もあり，症例によってはこれを配慮した治療も必要なことがある。陰陽交叉に基づく経穴選択は，左右のブロック間において行われる。例えば，右上肢前面（金）と左下肢前面（土）などの相生関係に基づいて経穴選択がなされた場合に，そのブロック間で「陰経」と「陽経」を交叉させる原則が追加される。右上肢前面（金）が陰経であれば左下肢前面（土）は陽経を選択し，その逆も成り立つ。選穴の詳細は第5章にて解説する。

（4）相剋関係

M-Test の6ブロックの動きを用いて，相生関係を形成する姿勢をとってもらうと，その姿勢は無理のない自然な身体の動きとなる。一方，相剋関係を形成する姿勢は，その姿勢からスムーズに次の身体の動きに移れない不自然な姿勢となっており，相剋関係を構成する動きはスポーツなどで靱帯の断裂などの外傷が起こる瞬間などで観察できる。外傷に至らない場合でも，引き起こされた症状は難治性で経過の長いケースが多く，経穴選択の適切さが治療効果を左右する。このような相剋関係があるかどうかは M-Test 所見の読み方に慣れてくることで可能となる。相剋関係に対応した選穴の方法として，難経75難に「東方実し。西方虚せば。南方を瀉し。北方を…（後略）」[21] と示されているが，M-Test においては治療穴としてそれぞれのブロックの経絡の自性穴を用いることが原則である。詳細は第5章にて解説する。

（5）症例と五行穴の役割

第2章で体の動きと五行穴の相互関連の緊密さを示す例として，難治性肩痛において五行論に基づいて選択した経穴の効果を解説した（図2-14, 15, 22頁）。ターゲットモーションである #10 の動きに対して有効であった経穴は上肢側面（火）の大陵（PC7・兪土穴）・天井（TE10・合土穴）で，これらに組み合わせて用いる経穴である下肢前面の大都（SP2・栄火穴）・解谿（ST41・経火穴）を追加で刺激することで肩痛は消失した。原因は1年前から始めた毎日50回の腕立て伏せであった。選穴された経穴は相生関係を応用した組み合わせ穴に相当するが，これらの経穴は腕立て伏せで負荷のかかる部位にあたる。つまり，腕立て伏せ開始時の姿勢（図2-15 上段）では大都（SP2）・大陵（PC7）に負荷がかかり，体を床に近づける姿勢（図2-15 下段）に移行するに際して，解谿（ST41）・天井（TE10）に負荷がかかると考えられる。五行理論に基づいた経穴選択はヒトの一連の動きで引き起こされる過負荷の影響を解決し，身体の動きの調和を回復させる可能性が高い。このように五行穴はヒトの動きを分析していくうえで極めて重要な経穴であり，先人の観察眼の鋭さに驚かされる。M-Test 所見を自在に読めるようになると相生関係から導き出される24経穴と相剋関係に応用する12経穴を縦横に駆使できるようになる。

5 その他の治療点

1) 中心軸

(1) 兪穴と募穴

① 兪穴・募穴概説

　兪穴とは，体幹背部にある経穴で，五臓六腑それぞれの名称の後に"兪"をつけて呼ばれる。それぞれの経絡に1穴ずつ存在し，合計12穴ある。臓腑の経気が注いだり，その不足を調節したりするのに役立っているとされる。また，臓腑の病変に応じて反応する部位とされ，臓腑病変の診断や治療をするうえで重要とされている[22]。

　募穴は，臓腑の気の集まる部位とされ，それぞれの経絡に各1穴，合計12穴ある。胸腹部に位置し，兪穴と同様に臓腑の病変の診断や治療に重要な経穴である[22]。

② 兪穴・募穴と身体の動き

　募穴は体幹の前面か側面に分散して分布しているのに対し，兪穴は体幹の後面に棘突起下外方1.5寸（ほぼ2横指外方）に縦に綺麗に並んで分布している。五臓六腑の各募穴と兪穴は，ともに体幹においてほぼ同じ高さに位置する。背部に分布する兪穴と胸腹部に分布する募穴は，それぞれの経絡に伸展負荷を与える動きに際して，体幹における支点に相当する部位と推測される。図4-16に，心経（HT）・小腸経（SI）に伸展負荷を与える動きと体幹の兪穴および募穴の関連を例示した。

(2) 脊柱の軽度彎曲と身体の動き

　上肢や下肢を動かすとき，その動作を受け止める中心軸として脊柱がある。日頃から仕事や日常生活において偏った姿勢をとったり，上下肢の痛みを楽にする姿勢をとり続けると脊柱の軽度彎曲がもたらされることがある。この彎曲は身体のスムーズな動きの制限要因となるとともにさまざまな症状を引き起こす。脊柱の一部が動きの制限要因になっているかどうかは，彎曲の凸の領域に触れながらターゲットモーションを行わせ，動きの改善を観察することで確認できる。

(3) 華佗夾脊穴

① 概説

　華佗は伝説の名医で，「麻沸散」なる麻酔薬を用いて開腹手術を手がけたことで知られる[25]。彼の鍼灸におけるさまざまな貢献を讃えたものの1つに華佗夾脊穴と名付けられた経穴が残されている。華佗夾脊穴は経外奇穴と位置づけられ，第1胸椎棘突起から第5腰椎棘突起までのそれぞれの棘突起下の左右0.5寸（ほぼ親指1/2幅）に位置する17対の経穴とされている。

② 華佗夾脊穴と身体の動き

　痛みの臨床例を観察すると，身体の動きの制限が大きい場合，傍脊柱に沿って反応が出現することが多い。脊柱への軽い叩打で痛みを誘発させるか傍脊柱の圧痛（左あ

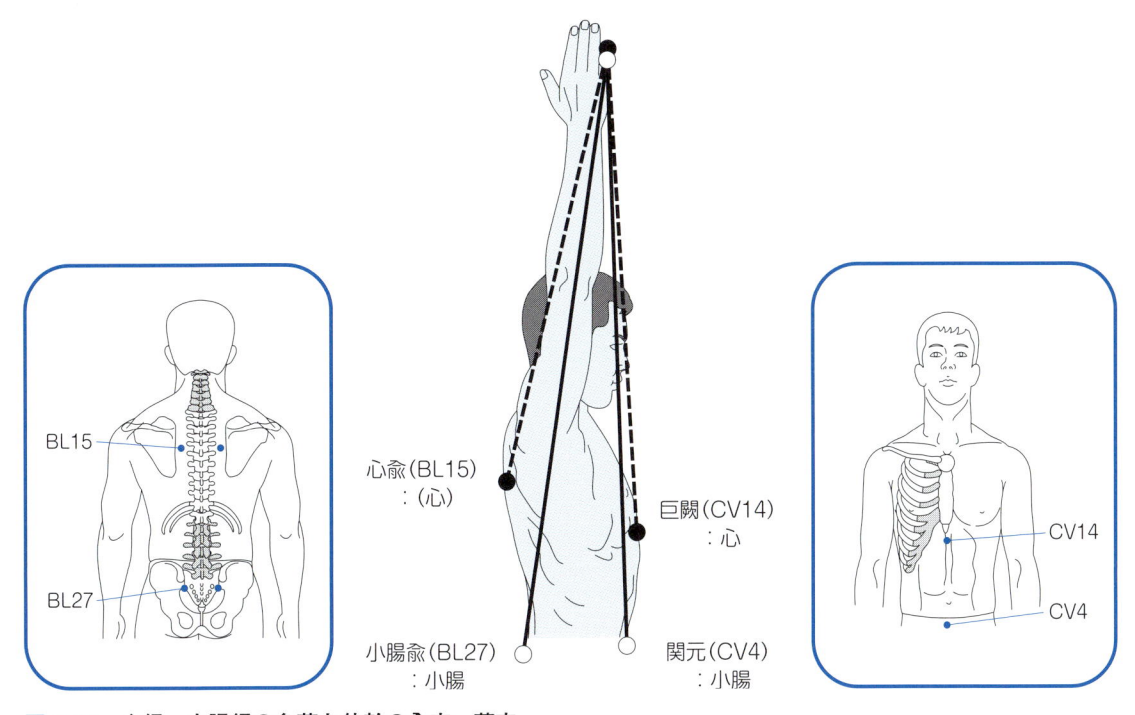

図 4-16　心経・小腸経の負荷と体幹の兪穴・募穴

るいは右，両側)を調べると治療すべき傍脊椎の部位が明らかになる。この圧痛部位を触れながら，ターゲットモーションを行わせると動きが改善することをしばしば観察できる。兪穴や募穴と同様に中心軸にかかわる経穴と考えられる。

(4) その他

仙腸関節部も中心軸の1つとして身体の動きに影響を及ぼしている。特に股関節や腰下肢の動きとの関連が深く，治療効果も優れている。

2) 瘢痕と局所

(1) 瘢痕

間中は，手術痕周囲への刺激が一見関係なさそうな部位の長年にわたる痛みを瞬時に劇的に改善させたとのW.フネケの報告を紹介している[26]。手術よる瘢痕が経絡に沿った動きの制限に影響を及ぼし，このような現象を引き起こしていると考えられる。急性期に手術瘢痕に沿って触診をすると瘢痕周囲に硬結のある部分が存在し，術後間もないときに起こる肩の挙上制限などの関節の機能障害には瘢痕が分布する経絡上に引き起こされる動きの制限が深く関わっている。術後数年以上も経過した瘢痕であっても，急性期と同様に瘢痕のある部位に分布する経絡に沿った動きの制限を生じさせていることがある。また，瘢痕や手術痕が経絡上にあった場合，その経絡と相互関係を有する経絡へも影響が及んでいる例もしばしば観察でき，治療の際に考慮すべき点

でもある。

熱傷などの瘢痕も同様であり，皮膚の動きを阻害するという観点から経絡の動きの制限要因となる。このように手術や熱傷などの瘢痕は経絡に沿った動きの制限を引き起こし，さまざまな愁訴発現の要因となっているので，治療を組み立てるための情報として重要である。

(2) 局所

痛みはときに，その原因となる部位とは別の部位に表現されることもある。これは，虫垂炎や心筋梗塞などではよく知られている現象であり，鍼治療の対象となる痛みにおいても同様である。しかし，患者は痛みの起こっているところで何かが起こっているであろうと信じて疑わないことが多い。鍼治療では，ときに局所には治療を行わないこともあり，患者への丁寧な説明が必要である。詳細な説明をしても不安に思う患者や鍼治療をしても痛みが残るような場合には，局所に触れることも必要である。痛みのある部位に触れてあげるだけでも心理的な安心感を与え，患者とのコミュニケーションが図れる。スウェーデンではじまり，わが国でも緩和ケアや認知症のケアの領域で広がりつつあるタクティールケア[27]には，患者の皮膚を軽く触れることで不安を和らげるリラクゼーション効果や鎮痛効果もあるとされている。M-Testでも皮膚へ軽く触れるケアを推奨しており，同様の効果があると期待される。また，治療をスムーズに進めるには手を使ったコミュニケーションによって築きあげられる患者との良好な関係が不可欠であり，良好な関係の構築は治癒を促進することがあると考えられる。

3) 耳鍼，頭鍼

耳鍼や頭鍼は，耳や頭に全身が投影されているとする考え方を基礎に治療点を提示している。耳や頭においてもM-Testにおける治療選択を応用でき，非常に有用である。耳鍼には中国式の方法やNogier博士の方法などがあるが，M-TestではNogier博士の方法を取り入れて治療に用いている。また，頭鍼も中国式やわが国にもさまざまな方法があるが，山元式を取り入れている。詳細は成書[28〜31]を参照されたい。

6　まとめ

M-Testは，身体の動きの分析に経絡・経穴を応用するとその異常の診断や修復ができるという仮説である。身体の動きを6つのブロックに分けて観察する際に，五行説を導入することで，詳細な身体のバランス分析が可能となり，さらにその歪みを修復するために必要な経穴を選択できることを示した。つまり，M-Testはテンセグリティ仮説などで，いまだ実現していないヒトの動きを分析する方法論と，どこにどのような応力を加えるとテンセグリティの原則が十分に機能するようになるかを示す方法論を展開できる。この方法論の実現は経絡・経穴と身体の動きをリンクさせることで可能となった。五行説に体幹中心軸という考え方や瘢痕の影響なども含めてM-Testの理論的背景を考察することで，ヒトの動きの分析と治療がより洗練されるも

のと考えている。このことはテンセグリティ仮説などが提起した「身体のバランスを保持させる仕組み」の謎を解くことに繋がり，ヒトを複雑系として理解するための重要な足がかりを与えてくれるものと考えられる。

Coffee Break 4
M-Test の海外事情（1）

「Sports Acupuncture—The Meridian Test and Its Applications」[5]の出版をきっかけにして，2008年米国のサンディエゴで開催された学会に招聘されてワークショップと2日間の講習会を行った。また，イタリア，ポーランド，サウジアラビアなどにも招聘されて講習を行った実績がある。2010年には，米国のシアトルにて3日間の講習会を開催した。M-Test は，方法論が整理されており，わかりやすくシンプルで，参加者に「帰ってからすぐに使える方法」と言われることもあり，海外では特に人気である。これまでに開催された講習会では，3日間（合計18時間）の集中プログラムにて入門，初級，中級の講習が行われた。講習は，講義と実技の構成で実技の際はマッサージテーブルが用意され，3～4名が1グループになりM-Testの動作所見から治療までを行った。実技の際は，講師1名，通訳1名，アシスタント2～3名で60名前後の受講者を巡回して動きのアドバイスを行い，また質問に答えるなど対応した。参加者に対するアシスタントの割合は，日本での講習会より少ない人数で対応したので，希薄な講習になるのではと懸念された。しかし，蓋を開けてみると参加者がとても積極的に講習に参加してくれ，鋭い質問が飛び交い，活発な講習会となった。復習として宿題を出したことも参加意欲をかき立ててよかったのかもしれない。講習会後のアンケート調査では，参加者全員から「また参加したい」との回答をいただき，講習会全体の評価は Excellent 76.7%，Very Good 18.6% と参加者によい評価をいただいた。

今後，海外でも講習会および講演会などを通じて多くの方に M-Test を知っていただき，学ぶ機会を提供する。また，要望の多い英語版の書籍も出版を計画中である。さらに今後は，現地で M-Test を紹介できる人材を増やして啓蒙活動を行う予定である。

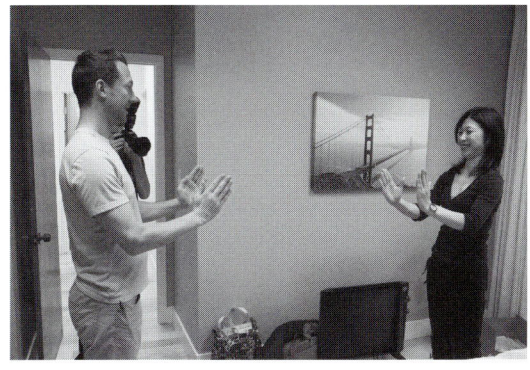

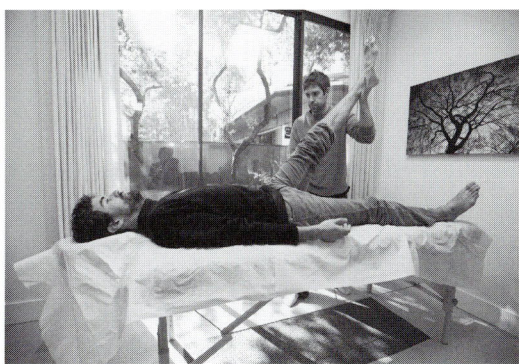

Coffee Break 5
M-Test の海外事情(2)

　これまで福岡大学病院やスポーツ科学部（旧体育学部）には，ドイツ（医師），米国（医師，鍼灸師，ナチュロパス），韓国（韓医師），英国（鍼灸師，理学療法士），ブラジル（鍼灸師），アルゼンチン（医師，理学療法士），イタリア（理学療法士），ブルガリア（理学療法士），フランス（理学療法士），トルコ（医師），中国（中医師）などから治療見学や M-Test を学びに来日している。なかには，研究員として2年以上に渡り滞在して研究を行った者もいる。鍼治療は，それぞれの国や州の医療資格事情によりさまざまである。主に M-Test を学んで実践しているのは鍼灸を扱う医療従事者だが，M-Test ではマイクロコーン（第6章参照）など皮膚に刺入しないで皮膚表面だけを刺激するものを用いることもできる。また，その方法論を応用してストレッチやテーピングなどを用いることもできるので，理学療法士，カイロプラクティックドクター，ナチュロパス，マッサージセラピスト，医師などさまざまな医療者，医療従事者，トレーナーなどが M-Test を学んで臨床に用いている。

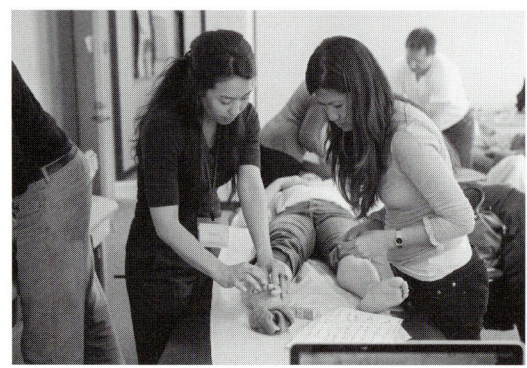

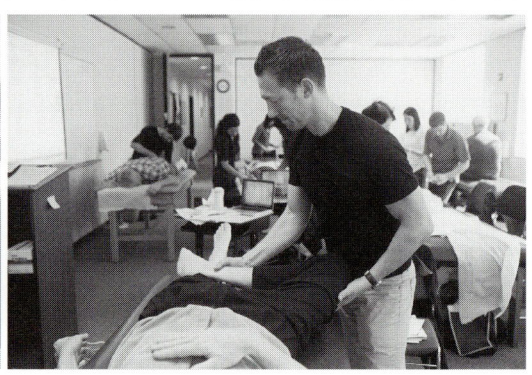

Coffee Break 6
M-Test に関する研究

　これまで M-Test に関する研究は，福岡大学を中心に企業内労働者を対象にした鍼治療の研究や，スポーツ選手を対象にした研究などが行われてきた。

　特に興味深いのは，「企業内労働者における運動器症状への鍼治療の効果と医療費との関連性に関する検討」である。企業内労働者における運動器症状への経絡テスト（M-Test）を用いた鍼治療の効果と医療費との関連性があるかを，鉄材の移動，組立，溶接作業などの動作を繰り返し行う肉体労働職を主体とした有痛者117名を対象として検討した。8週間の治療で，痛みが半減した者は頸肩部痛で83%，腰痛で77%，膝痛で88%に達した。心理検査（POMS）では，緊張，抑うつ，怒り，疲労，情緒混乱のスコアが有意に減少した。鍼治療期には運動器疾患の医療機関への受診は半減し，健康保険医療費は約1/3となった。終了後も医療費減少は持続し，経絡テスト（M-Test）を用いた鍼治療は健康づくりならびに医療費削減に有用と考えられた。また，この実験から腰痛群を抜き出して比較した研究も興味深い。その他，多くの研究があるので，興味のある方はPubMed や医中誌で，"経絡テスト""Meridian Test"や"M-Test"をキーワードに検索してみてはいかがだろうか。

第5章

M-Testの実際（中・上級編）

　われわれの日常生活における過負荷で生じる症状の多くは第3章で解説した基礎治療（Decision Tree - Step 2）で解決することを，筆者はこれまでの臨床で経験してきた．しかし，慢性化したケースやドクターショッピングを繰り返しているケースなどは基礎治療のみで解決することは困難であり，次の治療ステップである Step 3（図 5-1）へ進む必要がある．この章では，基礎治療で対応困難な場合に，どのように治療を進めていくかについて解説する．

　Step 3 には，複雑な症例に対応するためのさまざまな治療が用意されている．五行の相互関係を駆使して行う「組み合わせ穴」や「陰陽交叉」，「相剋」の治療に加えて，中心軸へのアプローチである「脊柱の軽度彎曲や仙腸関節部の治療」，「華佗夾脊穴の治療」，「背部兪穴や募穴」への刺激，またオプションとして「瘢痕や手術痕」や「局所」に対する刺激，そして「耳鍼」や「頭鍼」の治療などが用意されている．ここからは，これらの治療法について解説する．

1　Step 3 の治療

1）組み合わせ穴

　この治療法は，Decision Tree の Step 2-①「24穴」が有効であった場合に用いる治療法で，24穴の効果を強化する目的で用いられる．組み合わせる経穴の選択は，五行理論に基づいて行う．つまり，24穴それぞれの経穴の持つ五行の性質から組み合わせを選択する．例えば，肺経の尺沢（LU5）は金経の水穴であるが，その組み合わせとしては水経の金穴である腎経の復溜（KI7）を用いる．第4章「理論的背景（中・上級編）」で示したように，五行理論に基づいた組み合わせ穴は，身体の動きで引き起こされる過負荷の影響を解決し，身体の動きの調和を回復させる可能性が高い．各面ごとの組み合わせ穴一覧を表 5-1 および図 5-2 に示したのでそのまま治療に活用していただきたい．また，各経穴のロケーションについては別冊付録を参照いただきたい．なお，組み合わせる経穴同士は同側を用い，陰経では陰経同士，陽経では陽経同士の経穴の組み合わせとなる．以下に例を示す．

第5章　M-Testの実際（中・上級編）

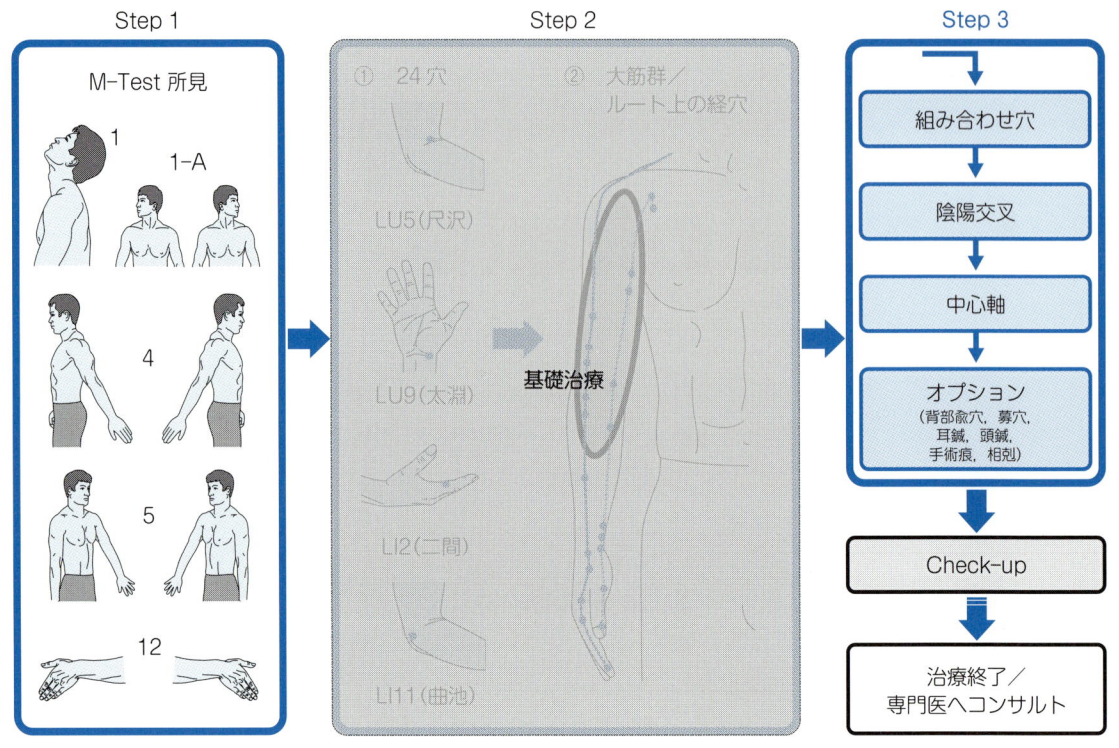

図5-1　Decision Treeにおける中・上級の治療ステップ（Step 3）—上肢前面の例

表5-1　各面ごとの組み合わせ穴一覧

使用例）右上肢前面の異常があり，右尺沢（LU5）でやや症状の改善がみられたので，組み合わせ穴は，右復溜（KI7）を使用した。表中には，『尺沢（LU5）→ 復溜（KI7）』と表現。

		陰経	陽経
上肢	前面	尺沢（LU5）→ 復溜（KI7）	二間（LI2）→ 至陰（BL67）
		太淵（LU9）→ 商丘（SP5）	曲池（LI11）→ 厲兌（ST45）
	後面	神門（HT7）→ 大都（SP2）	後谿（SI3）→ 陽輔（GB38）
		少衝（HT9）→ 行間（LR2）	小海（SI8）→ 解谿（ST41）
	側面	大陵（PC7）→ 大都（SP2）	中渚（TE3）→ 陽輔（GB38）
		中衝（PC9）→ 行間（LR2）	天井（TE10）→ 解谿（ST41）
下肢	前面	大都（SP2）→ 大陵（PC7） / 神門（HT7）	解谿（ST41）→ 天井（TE10） / 小海（SI8）
		商丘（SP5）→ 太淵（LU9）	厲兌（ST45）→ 曲池（LI11）
	後面	湧泉（KI1）→ 曲泉（LR8）	至陰（BL67）→ 二間（LI1）
		復溜（KI7）→ 尺沢（LU5）	束骨（BL65）→ 俠谿（GB43）
	側面	曲泉（LR8）→ 湧泉（KI1）	陽輔（GB38）→ 中渚（TE3） / 後谿（SI3）
		行間（LR2）→ 中衝（PC9） / 少衝（HT9）	俠谿（GB43）→ 束骨（BL65）

1. Step 3 の治療

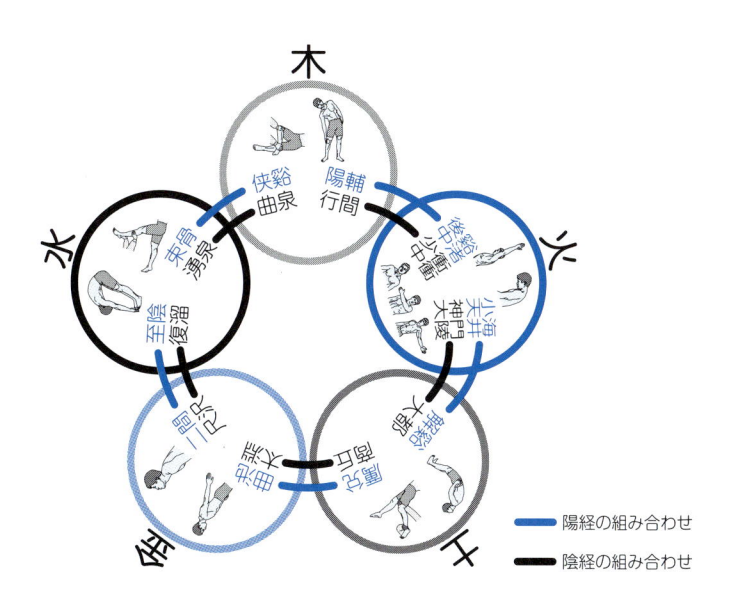

図 5-2 24穴と組み合わせ穴(コンビネーション)

　　　　陽経の組み合わせ
　　　　陰経の組み合わせ

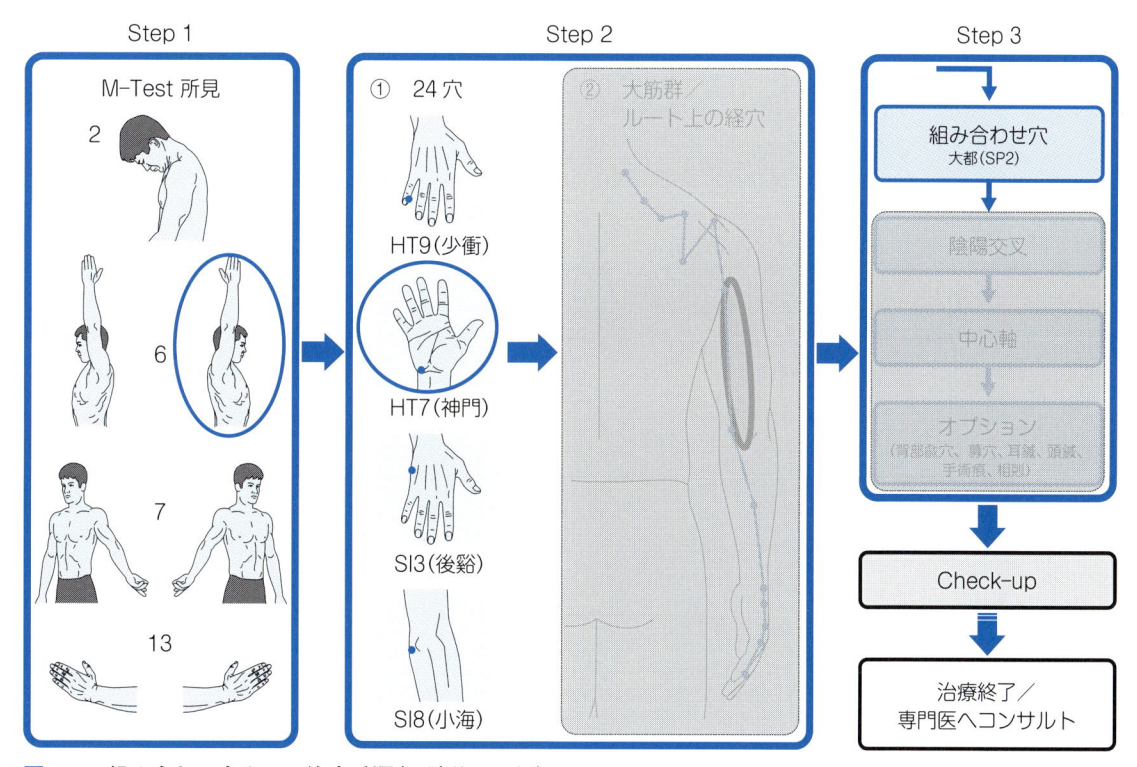

図 5-3 組み合わせ穴までの治療手順(上肢後面の例)

　　例：図 5-3 に示すように，Step 1 の M-Test 所見において #6 右で痛みがあり，Step 2 の 24 穴で右側の「神門(HT7)」で痛みがやや軽快したのでソマセプトを貼付した。次に大筋群/ルート上の経穴の反応をみたが有効ではなかった場合。次の治療は，

83

神門（HT7）の組み合わせ穴である右側の「大都（SP2）」を用いる。右大都（SP2）に軽く触れて #6 を行うと痛みが完全に消失したのでそこにソマセプトを貼付した。再度 #6 を行わせると痛みは消失した状態だったので，治療を終了した。

2）陰陽交叉治療

陰陽交叉治療は，基礎治療である 24 穴または大筋群/ルート上の経穴が有効な場合に用いられ，その治療は五行論に基づいて組み立てられている。その特徴は 2 つある。1 つ目に基礎治療で効果があった経絡・経穴が「陰経」の場合は「陽経」を，「陽経」の場合は「陰経」を用いる。2 つ目に，基礎治療で効果があった経絡・経穴が左側であれば，陰陽交叉治療の対象経絡・経穴は右側を用いる。逆の場合でも原則は同様である。また，陰陽交叉治療には，以下 2 つの方法がある。
① 24 穴（Step 2-①）の治療で有効な経穴が特定できた場合に，その経穴に対応する陰陽交叉の組み合せ経穴または経絡を用いる方法。
② 大筋群/ルート上の経穴（Step 2-②）の治療で有効な経絡が特定できた場合に，その経絡に対応する陰陽交叉の組み合わせ経絡を用いる方法。

陰陽交叉で用いる経絡・経穴の組み合わせを表 5-2 および図 5-4 に示した。

表 5-2　各面ごとの陰陽交叉の経穴の組み合わせ一覧

使用例）右上肢前面の異常があり，右尺沢（LU5）でやや症状の改善がみられたが，組み合わせ穴は無効だったので，陰陽交叉で左至陰（BL67）を使用した。表中には，『尺沢（LU5）→ 至陰（BL67）』と表現。

		陰経 → 陽経（右→左/左→右）		陽経 → 陰経（右→左/左→右）	
		経穴の陰陽交叉	経絡の陰陽交叉	経穴の陰陽交叉	経絡の陰陽交叉
上肢	前面	尺沢（LU5）→ 至陰（BL67） 太淵（LU9）→ 厲兌（ST45）	肺経（LU）→ 膀胱経（BL） 胃経（ST）	二間（LI2）→ 復溜（KI7） 曲池（LI11）→ 商丘（SP5）	大腸経（LI）→ 腎経（KI） 脾経（SP）
	後面	神門（HT7）→ 解谿（ST41） 少衝（HT9）→ 陽輔（GB38）	心経（HT）→ 胃経（ST） 胆経（GB）	後谿（SI3）→ 行間（LR2） 小海（SI8）→ 大都（SP2）	小腸経（SI）→ 肝経（LR） 脾経（SP）
	側面	大陵（PC7）→ 解谿（ST41） 中衝（PC9）→ 陽輔（GB38）	心包経（PC）→ 胃経（ST） 胆経（GB）	中渚（TE3）→ 行間（LR2） 天井（TE10）→ 大都（SP2）	三焦経（TE）→ 肝経（LR） 脾経（SP）
下肢	前面	大都（SP2）→ 天井（TE10） 　　　　　　　小海（SI8） 商丘（SP5）→ 曲池（LI11）	脾経（SP）→ 三焦経/小腸経（TE/SI） 大腸経（LI）	解谿（ST41）→ 大陵（PC7） 　　　　　　　神門（HT7） 厲兌（ST45）→ 太淵（LU9）	胃経（ST）→ 心包経（PC） 心経（HT）
	後面	湧泉（KI1）→ 俠谿（GB43） 復溜（KI7）→ 二間（LI1）	腎経（KI）→ 胆経（GB） 大腸経（LI）	至陰（BL67）→ 尺沢（LU5） 束骨（BL65）→ 曲泉（LR8）	膀胱経（BL）→ 肺経（LU） 肝経（LR）
	側面	曲泉（LR8）→ 束骨（BL65） 行間（LR2）→ 中渚（TE3） 　　　　　　　後谿（SI3）	肝経（LR）→ 膀胱経（BL） 三焦経/小腸経（TE/SI）	陽輔（GB38）→ 中衝（PC9） 　　　　　　　少衝（HT9） 俠谿（GB43）→ 湧泉（KI1）	胆経（GB）→ 心包経/心経（PC/HT） 腎経（KI）

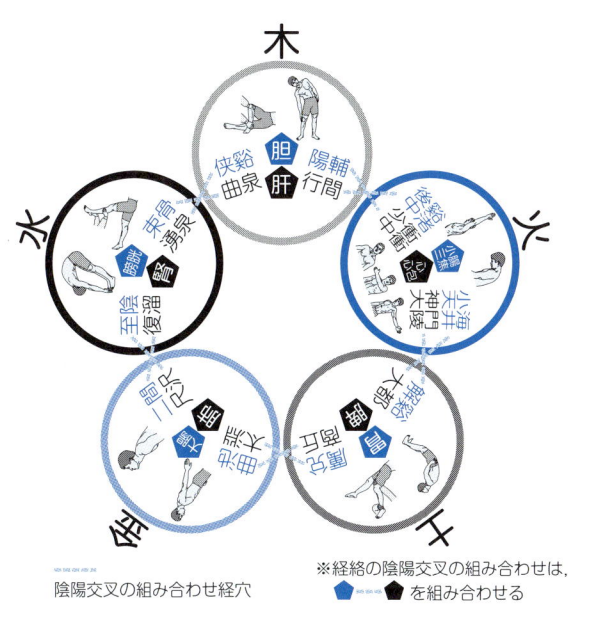

図 5-4　陰陽交叉の組み合わせ

これまでの内容をまとめると，陰陽交叉のパターンは以下のとおりとなる。

（1）24 穴で有効な経穴が特定できた場合
1 経穴の陰陽交叉・・・対応する経穴を用いる
2 経絡の陰陽交叉・・・母子関係の経絡を用いる

（2）大筋群/ルート上の経穴で有効な経絡が特定できた場合
1 経絡の陰陽交叉・・・母子関係の経絡を用いる
　以下に例を示す。

（3）例
① 24 穴で有効な経穴が特定できた場合（図 5-5 A）
　左上肢前面に異常があり，治療手順 Step 2-①で 24 穴の左太淵（LU9）で症状の改善がみられた場合。
1 経穴の陰陽交叉
　左太淵（金経の土穴，陰）に対応する「右厲兌（土経の金穴，陽）」を用いる。
2 経絡の陰陽交叉
　左肺経（金経，陰経）-に対応する「右胃経（土経，陽経）」を用いる。

② 大筋群/ルート上の経穴で有効な経絡が特定できた場合（図 5-5 B）
　左上肢前面に異常があり，治療手順 Step 2-②大筋群/ルート上の経穴の右大腸経

A 24穴の左太淵(LU9)で症状の改善がみられた場合の陰陽交叉(経穴および経絡)

B 大筋群／ルート上の経穴で右大腸経上の刺激で症状の改善がみられた場合の陰陽交叉(経絡)

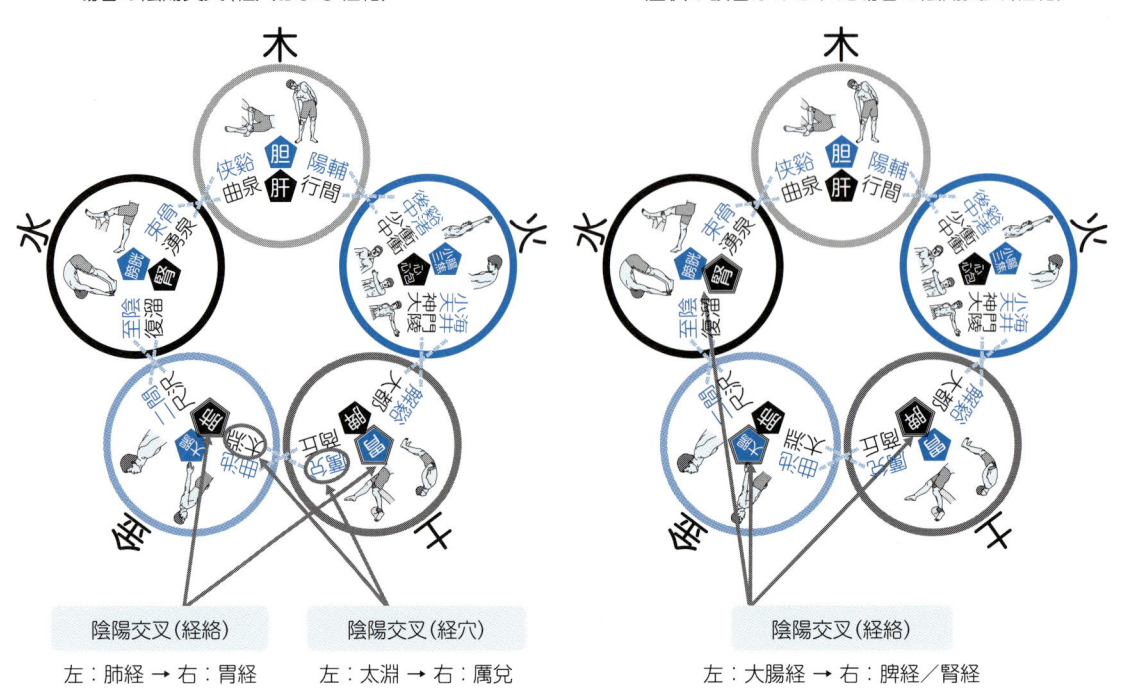

陰陽交叉(経絡)　　　陰陽交叉(経穴)　　　　　　　陰陽交叉(経絡)
左：肺経 → 右：胃経　左：太淵 → 右：厲兌　　　左：大腸経 → 右：脾経／腎経

図 5-5　陰陽交叉の治療例

上の刺激で症状の改善がみられた場合。

① 経絡の陰陽交叉

右大腸経(金経，陽経)に対応する「左脾経〔土経(金の母)，陰経〕」または「左腎経〔水経(金の子)，陰経〕」を用いる。

3）中心軸へのアプローチ

中心軸へのアプローチは，「脊柱の軽度彎曲や仙腸関節部の治療」，「華佗夾脊穴の治療」，「背部兪穴や募穴」への刺激で構成される。

(1) 脊柱の軽度彎曲と仙腸関節部の治療

脊柱を観察し，左右いずれかの方向に偏位している部位の傍脊柱に刺激を行う(図5-6)。ここでも，動作を確認しながら行うのはこれまでと同様で，症状が改善する箇所を有効な刺激部位とする。また，脊柱上を軽く叩打して痛みがある箇所の椎体の両側や脊柱間の両側を押圧し，刺激部位を決定する方法も有効である。痛みなどの症状に対して楽な姿勢をとったり，日常の偏った姿勢により脊柱が軽度彎曲しているケースは多い。また，翼状肩甲やルーズショルダーなど肩甲骨を含む上肢帯の影響で脊柱や肩甲間部が影響を受けている場合も多々ある。自然立位や座位での観察，そし

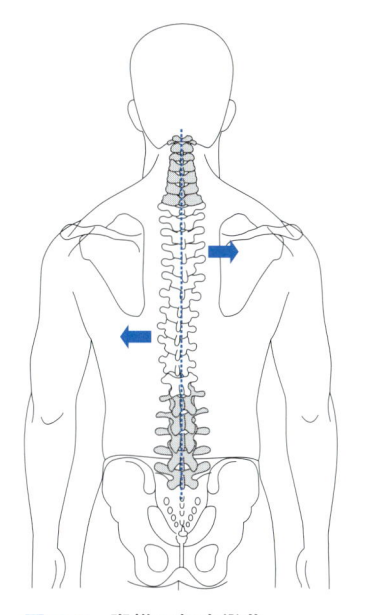

図 5-6　脊椎の軽度彎曲
左右へ少しずつ彎曲した脊柱。このちょっとした彎曲がアンバランスを引き起こす

図 5-7　華佗夾脊と仙腸関節部

て動作時の観察も治療の参考になる。

　仙腸関節は，下肢や脊椎，さらには全身の影響を大きく受ける部位でもあり，中心軸の1つとして身体の動きに影響を及ぼしている。特に股関節や腰下肢の動きとの関連が深く，これらの治療には効果的である。治療は，仙腸関節部（図 5-7）を叩打や圧迫してみて痛みなどのある部位とする。

(2) 華佗夾脊穴の治療

　華佗夾脊穴は，伝説の名医華佗が発見した経穴で，経外奇穴として知られており，第1胸椎棘突起から第5腰痛棘突起までのそれぞれの棘突起下の左右0.5寸（ほぼ親指1/2幅）に位置する17対の経穴とされている。筆者は，多くの臨床例で夾脊穴の圧痛反応や治療効果から，それぞれの経穴の有効な治療域をまとめた。それぞれの関節の動きの制限に応じて，頸はC7周囲，肩はTh2〜4周囲，肘Th7周囲，手首は肘のやや下方（Th8〜9周囲），腰はTh12〜L1周囲，股はL4〜5，膝は骨盤上の傍脊柱（S1周囲）に分類できた（図 5-7）。背部兪穴の効能などを考慮するとあたかも脊柱を中心に耳介で観察されるようなホログラフィー[28]が形成されている様相を呈し，治療対象は関節にとどまらず，華佗夾脊穴のある棘突起の左右0.5寸のライン上を調べて用いることで，前腕，上腕，大腿，下腿など多岐にわたる。脊柱への軽い叩打でその部位の脊柱の痛みを誘発させるか傍脊柱の圧痛（左あるいは右，両側）を調べると治療すべき傍脊椎の部位が明らかになる。

表5-3 各面の兪穴と募穴

		経絡	背部兪穴	募穴
上肢	前面	肺(LU)	肺兪(BL13)	中府(LU1)
		大腸(LI)	大腸兪(BL25)	天枢(ST25)
	後面	心(HT)	心兪(BL15)	巨闕(CV14)
		小腸(SI)	小腸兪(BL27)	関元(CV4)
	側面	心包(PC)	厥陰兪(BL14)	膻中(CV17)
		三焦(TE)	三焦兪(BL22)	石門(CV5)
下肢	前面	脾経(SP)	脾兪(BL20)	章門(LR13)
		胃経(ST)	胃兪(BL21)	中脘(CV12)
	後面	腎経(KI)	腎兪(BL23)	京門(GB25)
		膀胱(BL)	膀胱兪(BL28)	中極(CV3)
	側面	肝(LR)	肝兪(BL18)	期門(LR14)
		胆(GB)	胆兪(BL19)	日月(GB24)

(3) 背部兪穴・募穴

最も異常のある面(ブロック)に対応する背部兪穴や募穴に対して刺激を行う。治療法は，該当する経穴に触れながら異常のある動きを確認し，症状や動きに改善がみられれば治療を行う。表5-3，図5-8に各面に対応する背部兪穴と募穴を記載した。

4) オプション

(1) 手術痕および瘢痕

皮膚上に形成された手術痕や瘢痕などは，皮膚の自然でなめらかな動きを阻害する原因にもなり，またときには経絡の流注を分断していることもある。そして，それ自体は治癒しているにも関わらず，知らず知らずのうちにこれらが原因となってさまざまな症状を引き起こしているケースがある。筆者らは，手術痕が原因とみられる眩暈や麻痺，便秘や過敏性腸症候群などの消化器症状などを多く観察してきた。手術痕によって特定の経絡が分断されて五行関係に影響が及んでいる場合もあるので，望診や問診の際に注意して手術痕や瘢痕などを調べておくことも治療の助けとなる。

施術にあたっては，傷や瘢痕の形状やひきつれなどを観察して，傷や瘢痕を上下左右に動かしてみる，また傷をくっつけるように引き寄せるなどしてみて，陽性動作や症状の改善があるかを観察して治療を行う。

(2) 局所

患者は，ときに痛みのある局所がとても気になるものである。原因と自覚する痛みの部位が必ずしも一致するとは限らない。痛みはいわば"ときに嘘つき"である。しかし，患者としてはどうしても痛みの起こっている場所に触れて何かをしてもらいたいと思う。Step 2の治療で動きの改善がみられたとしても，やはりその部位に症状があるような場合には，痛みなど症状の発生している局所にも触れて効果をみる。自覚する部位に施術することは，心理的に安心感や納得を与えることにもなる。

1. Step 3 の治療

下肢前面

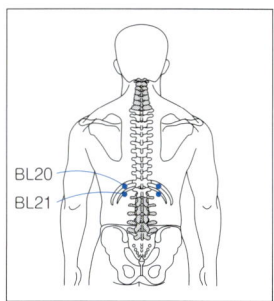

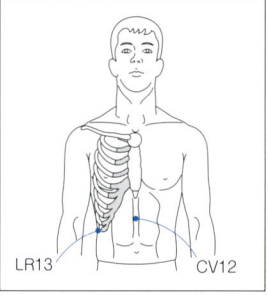

	背部兪穴	募穴
脾	脾兪（BL20）	章門（LR13）
胃	胃兪（BL21）	中脘（CV12）

上肢前面

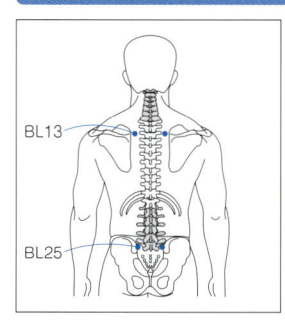

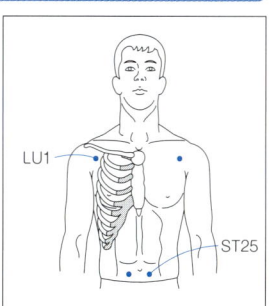

	背部兪穴	募穴
肺	肺兪（BL13）	中府（LU1）
大腸	大腸兪（BL25）	天枢（ST25）

下肢後面

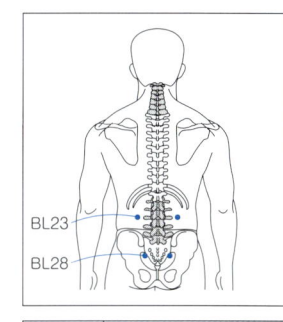

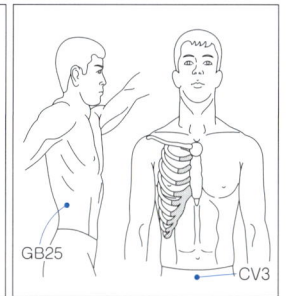

	背部兪穴	募穴
腎	腎兪（BL23）	京門（GB25）
膀胱	膀胱兪（BL28）	中極（CV3）

上肢後面

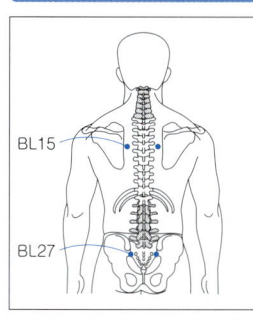

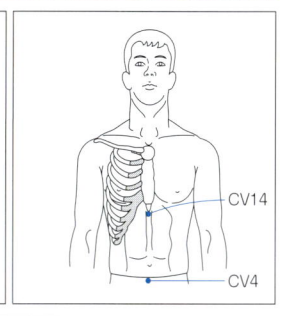

	背部兪穴	募穴
心	心兪（BL15）	巨闕（CV14）
小腸	小腸兪（BL27）	関元（CV4）

下肢側面

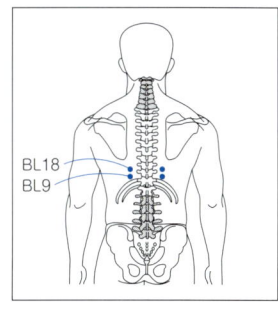

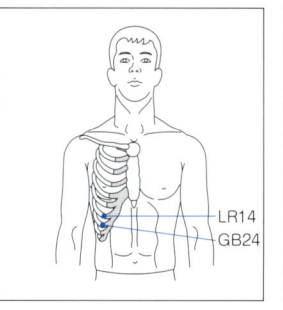

	背部兪穴	募穴
肝	肝兪（BL18）	期門（LR14）
胆	胆兪（BL19）	日月（GB24）

上肢側面

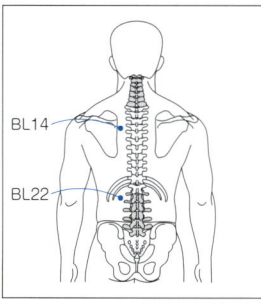

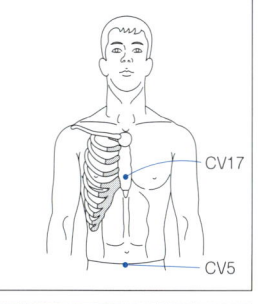

	背部兪穴	募穴
心包	厥陰兪（BL14）	膻中（CV17）
三焦	三焦兪（BL22）	石門（CV5）

図 5-8　**各面の背部兪穴と募穴の位置**

表 5-4 五行と自性穴

五行	陰経		陽経	
木	肝(LR)	大敦(LR1)	胆(GB)	臨泣(GB41)
火	心(HT)	少府(HT8)	小腸(SI)	陽谷(SI5)
	心包(PC)	労宮(PC8)	三焦(TE)	支溝(SI6)
土	脾(SP)	太白(SP3)	胃(ST)	足三里(ST36)
金	肺(LU)	経渠(LU8)	大腸(LI)	商陽(LI1)
水	腎(KI)	陰谷(KI10)	膀胱(BL)	足通谷(BL66)

(3) 耳鍼(Nogier の耳鍼)

M-Test では，Paul Nogier 博士の耳鍼マップに基づいて刺激を行う。これまで述べた治療で症状の改善がみられないとき，あるいは改善が不十分なときの追加治療として用いる。治療点は，耳鍼マップの症状のある部位に相当する箇所とする。また，M-Test の異常所見に基づいて所見の改善を期待できる五行穴に相当する部位を使用してみるのもよい。その他，Nogier の著書に記載されているポイントを用いることも可能である。詳細は，Handbook of Auriculotherapy[28]，Auriculotherapy Manual[29]，Auriculotherapy[30]を参照いただきたい。

(4) 頭鍼(Scalp Acupuncture)

頭鍼にはさまざまな方法があるが，M-Test 治療では山元敏勝医師によって確立された治療法である『YNSA 療法(Yamamoto New Scalp Acupuncture)』を推奨している。詳細は，YNSA 療法[31]を参照いただきたい。

(5) 相剋

これまでに述べたように，多くの症例は，相生関係を応用することで解決できるが，それでも解決できない症例については相剋関係を用いて治療を行う。

治療には，自性穴〔表 2-2(20 頁)，表 5-4〕を用い，五行関係を考慮した相剋の組み合わせや陰陽交叉を用いる。有効な経穴は，これまでと同様の方法を用いて確認する。

2 所見からツボを読む

M-Test は，治療手順に従って所見からターゲットモーションおよび治療面(ブロック)を決定し，まずは 24 穴と大筋群/ルート上の経穴，そして組み合わせ穴，陰陽交叉などの順に治療を進めることを解説してきた。治療を重ねてくると，どのようにしたら治療を迅速に的確に進められるのかを徐々に考え始めるものである。例えば図 5-9 の所見では，ターゲットモーションを #18 左に設定して治療を開始するが，#4 右もスコアがやや高いことがわかる。これらの情報から見えてくるのは，①所見が左右に分かれていること，②金と水の母子関係であること，である。これらの情報から，

2. 所見からツボを読む

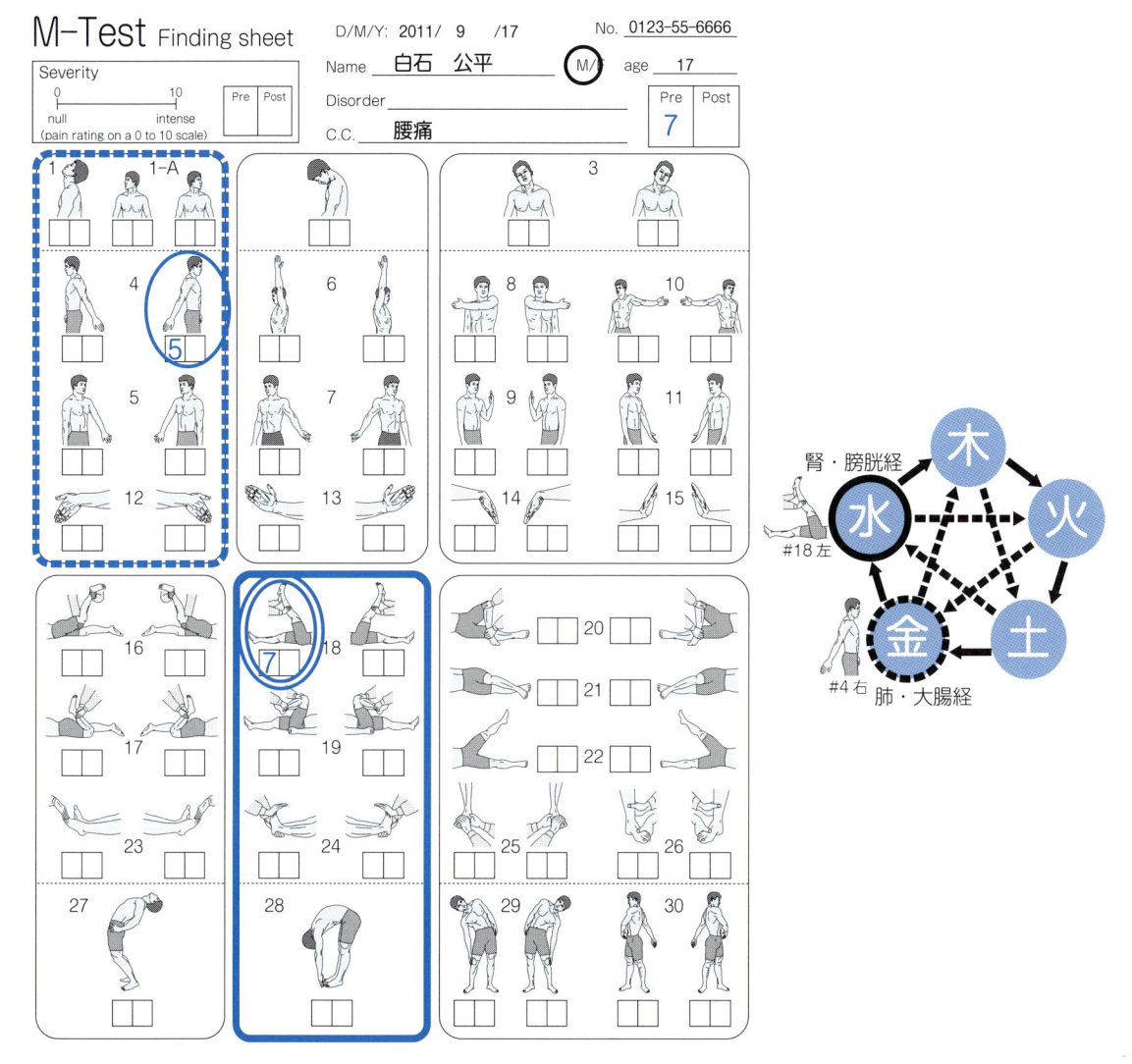

図5-9 所見からツボを読む例

どの経穴や経絡を選択すると効果の出る確率が高いかを推測しながら治療を進めることができる。このように、治療中に先を予測しながら治療を進められるのもM-Testの治療の楽しさである。

以下に練習問題を提示する。Q.1～3は基礎治療を理解していれば解答できる問題で、Q.4以降は中・上級以上の知識が必要である。本書の復習としてぜひチャレンジしていただきたい。

第5章 M-Testの実際(中・上級編)

練習問題

症例	22歳，女性，競泳選手(バタフライ)
主訴	左ふくらはぎの痛み
現病歴	試合で自己ベスト記録を出した後から左ふくらはぎが非常に痛くて歩くのもままならない。
既往歴	N／B
M-Test所見	

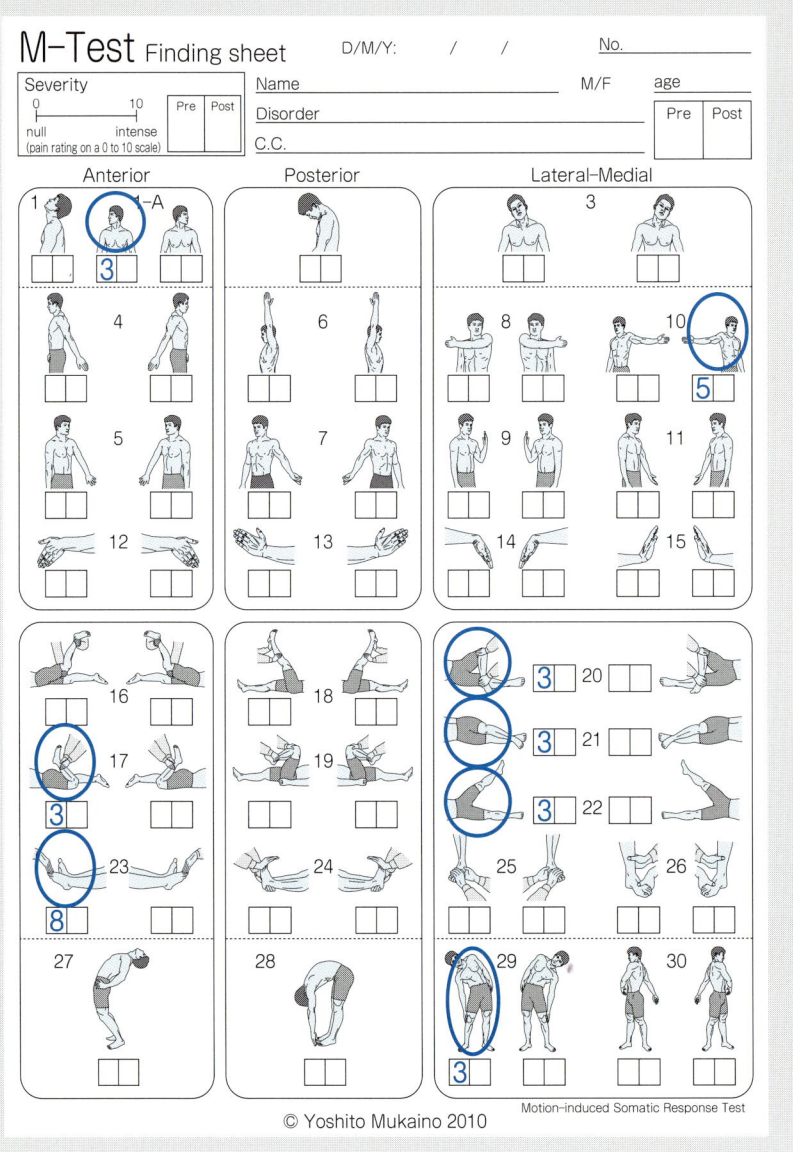

練習問題

Q1 このケースでのターゲットモーションはどの動きですか。また，どの面（ブロック）から治療を開始しますか。

　　　ターゲットモーション：_____　治療ブロック：_____

Q2 Q1であなたの選択した治療面（ブロック）に対応する4経穴を答えてください。

　　　4経穴：_____, _____, _____, _____

Q3 もしQ2の治療で効果がなかった場合，あなたはどの経絡の大筋群/ルート上の経穴を治療に用いますか。

　　　経絡名：_____, _____

Q4 Q2で回答した4経穴のうち，どの経穴が最も効果があると予測しますか。また，なぜその経穴を選択したかその理由も説明してください。

　　　最も効果があると予測した経穴：_____, _____
　　　理由：_____
　　　_____

Q5 あなたがこの症例を24穴の組み合わせを用いて治療する場合，その組み合わせを答えてください。

　　　_____
　　　_____

Q6 所見から陰陽交叉を用いる可能性はありますか。あるならその理由を説明し，可能性のある経穴の陰陽交叉の組み合わせと経絡の陰陽交叉の組み合わせも答えてください。

　　　陰陽交叉の可能性：あり・なし
　　　ある場合の理由：_____
　　　_____

93

第5章　M-Testの実際(中・上級編)

模範解答

Q1 このケースでのターゲットモーションはどの動きですか。また，どのブロックから治療を開始しますか。

　　ターゲットモーション：#23左　治療ブロック：下肢前面

Q2 Q1であなたの選択した治療ブロックに対応する4経穴を答えてください。

　　4経穴：厲兌(ST45)，解谿(ST41)，大都(SP2)，商丘(SP5)

Q3 もしQ2の治療で効果がなかった場合，あなたはどの経絡の大筋群/ルート上の経穴を治療に用いますか。

　　経絡名：胃経(ST)，脾経(SP)

Q4 Q2で回答した4経穴のうち，どの経穴が最も効果があると予測しますか。また，なぜその経穴を選択したかその理由も説明してください。

　　最も効果があると予測した経穴：解谿(ST41)，大都(SP2)
　　理由：所見全体を見ると，2番目にスコアが大きい所見は#10左で，これは五行では"火"にあたり，火は土の母で相生関係にあたる。そこで土経の火穴を選択した。

Q5 あなたがこの症例を24穴の組み合わせを用いて治療する場合，その組み合わせを答えてください。

　　厲兌(ST45)-曲池(LI11)，解谿(ST41)-天井(TE10)/小海(SI8)，
　　大都(SP2)-大陵(PC7)/神門(HT7)，商丘(SP5)-太淵(LU9)

> **Q6** 所見から陰陽交叉を用いる可能性はありますか。あるならその理由を説明し，可能性のある経穴の陰陽交叉の組み合わせと経絡の陰陽交叉の組み合わせも答えてください。

陰陽交叉の可能性：あり。

理由：最もスコアの高いブロックは下肢前面(土)の左で，2番目は上肢側面(火)の右であり，火と土の相生関係で所見は左右に分かれているから。

- 経穴の陰陽交叉：

  厲兌(ST45)−太淵(LU9)

  解谿(ST41)−神門(HT7)/大陵(PC7)

  大都(SP2)−天井(TE10)/小海(SI8)

  商丘(SP5)−曲池(LI11)

  ※ 上記のうち，所見の相生関係を考慮すると，火と土の関係から解谿(ST41)−神門(HT7)/大陵(PC7)と大都(SP2)−天井(TE10)/小海(SI8)が効果がある可能性が高いと予測される。

- 経絡の陰陽交叉：

  胃経(ST)−心経(HT)あるいは肺経(LU)

  脾経(SP)−小腸経(SI)・三焦経(TE)あるいは大腸経(LI)

第 5 章　M-Test の実際（中・上級編）

Coffee Break 7
M-Test の国内事情

　2011 年 9 月現在，ケア・ワークモデル研究会主催の講習会は，初級コース 13 回，中級コース 10 回，その他団体講習や耳鍼セミナーなどが開催され，多くの方が受講しており，北海道から沖縄まで各地の現場で実践されている。また，多くの学会で講演やワークショップを行い，医療関係者を中心に興味を持つ人が増加している。

　現在，M-Test が用いられている領域は，人工透析，緩和ケア，不定愁訴，疼痛コントロールなどが多い。また，内科，産婦人科，精神科，整形外科，耳鼻咽喉科，脳神経外科，外科，麻酔科などの部門からもコンサルトがある。最近は，患者の要望で紹介状を書く診療科も増えてきた。

　今後，講習会の開催と受講者のスキルアップを図り，より多くの方に M-Test を学ぶ機会を提供して行く予定である。また，症例ごとのディスカッションもできるようにし，M-Test を学ぶ方々のスキルアップを図って行きたいと考えている。さらに患者との手を使ったコミュニケーションである M-Test は，医学教育の中に取り入れられはじめており，さらに拡大するよう努力していきたい。

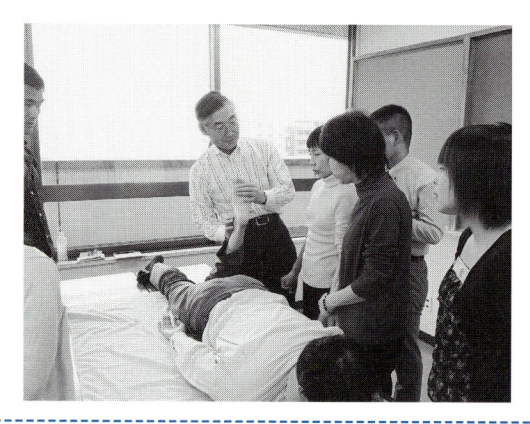

Coffee Break 8
だれでも M-Test を学ぶことができるのか？

　医療に携わる人が学べば，ケアに取り入れることができる。健康運動指導士など運動に携わる人が学べば，運動指導に導入することができる。また，一般の人が学べばセルフケアに活用することができる。

　現在，ケア・ワークモデル研究会主催の講習会は，原則として医療国家資格を有する人を対象にしている。対象者は，医師，看護師，理学療法士，作業療法士，言語聴覚士，はり師，きゅう師，あん摩マッサージ指圧師，柔道整復師など，臨床で M-Test を活用できる方が対象である。海外では，他にカイロプラクティックドクターやナチュロパスなども対象となり，プロスポーツのトレーナーとして活躍している人の講習会への参加もある。

　一般の方は，よみうり FBS 文化センター北九州（福岡地区）主催の「ツボ博士が教える動きがみつけるツボ療法」（2012 年 5 月現在実施中）などへ参加ができる。

第6章

治療器具と手技

　鍼治療に用いる鍼は，刺激が強いものから弱いものまで，また侵襲の大きいものから侵襲の小さいものまで多くのタイプがある。ここでは，一般的に用いられている毫鍼や円皮鍼，侵襲の小さいテープ式刺激物，皮内注射，鍉鍼など M-Test における治療で使用する器具について解説する。また，M-Test で用いられる手技についても紹介する。

1　治療器具

1）毫鍼

　世界中で最もポピュラーに使用されている鍼。鍼の種類が多く，さまざまな手技によって刺激の強弱をつけることができ，刺激の方向性や深度をコントロールできる。短所としては，これらの技術を習得するには時間がかかり，患者によっては鍼への嫌悪感や恐怖心を持つこともある（図 6-1a）。

2）円皮鍼（商品名：パイオネックス，セイリン社製）

　継続刺激が可能なテープ式鍼で，ディスポーザブル。現在では，鍼の長さが最短 0.3 mm のものから最長 1.5 mm まで，0.3 mm 刻みに5種類ある。M-Test では，0.3 mm ないし 0.6 mm のものが適している。この鍼は，貼付したままでも違和感が少なく，日常生活やスポーツの練習中も差し障りがない。耳介治療で用いるときには，0.3 mm が安全である。円皮鍼は，難しい手技を必要としないので非常に使用しやすく，しかも刺激の定量化が可能である。長時間にわたり貼付し，刺激を続けることができるが，皮膚がかぶれやすい体質の患者には注意が必要である。患者自身が外した，あるいは自然に外れた後の鍼の処理についての指導が必要である（図 6-1b）。

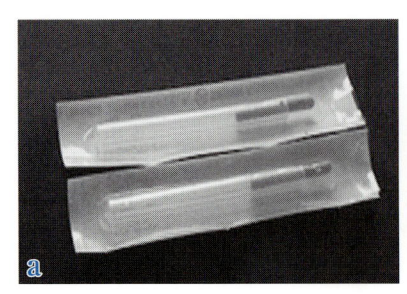

第6章 治療器具と手技

a：毫鍼（例：1寸01番，セイリン社製）
b：円皮鍼（パイオネックス 0.3 mm, 0.5 mm，セイリン社製） 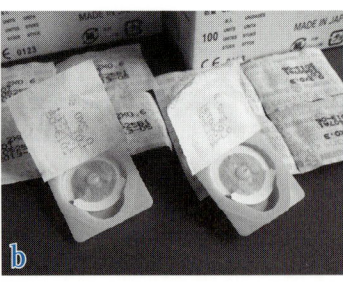
c：ソマセプトとソマレゾン（Ⅰ型，Ⅱ型，東洋レヂン社製）
d：皮内注射 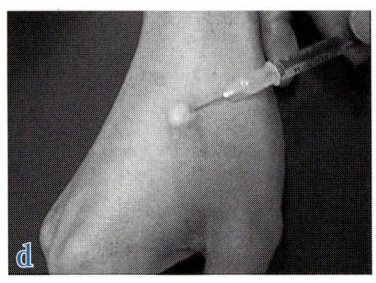
e：鍉鍼，小児鍼 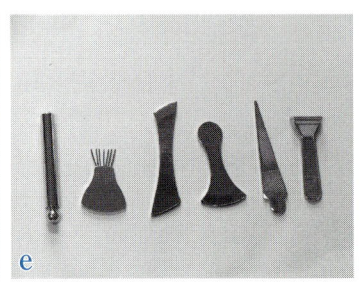

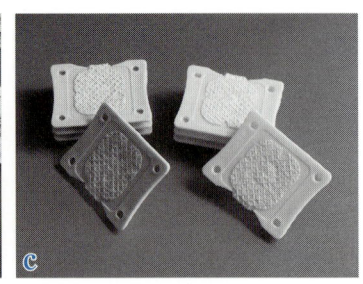

図 6-1　治療に用いる主な器具

3）マイクロコーン（商品名：ソマセプト，ソマレゾン，東洋レヂン社製）

　刺入しない皮膚貼付物で，継続刺激が可能である。直径 11 mm の刺激面上には，規則正しく配列した微小突起が約 400 本ある。また刺激面が直径 4 mm のものなどもある。突起の形状が異なる 2 種類のマイクロコーンがあり，原則としてソマセプトは陰経，ソマレゾンは陽経に用いる。皮膚を破らないので痛みはなく，安心安全に使える新しい刺激ツールで，皮膚面の消毒は不要である。刺激性が少ないため，鍼刺激が初めて，または苦手という患者にも問題なく受け入れられる。さらに抗凝固薬を服用中の患者，出血傾向のある患者や易感染性の患者にも安全に使用できる。貼付した状態を続けるとかゆみや発赤を伴う患者が報告されているが，短時間で外せばほぼこのような問題が起こることもない。貼付し続けるのは一両日程度が適当と考えられる。直径 4 mm のものは貼付した状態が数日にわたってもかゆみや発赤を伴うことは極めてまれである（図 6-1c）。本製品は皮膚への侵襲が少ないので鍼を使用できない医療者やトレーナーなども使用でき，幅広い領域での利用が可能である。

4）皮内注射

　経穴への広範囲刺激として皮内へ生理食塩水などを注射する方法もある。これは，日本では医師にしかできない方法であるが，強い刺激が必要な患者に対してときに有効である。約 0.3 mL 程度の生理食塩水を刺激しようとする経穴部位の皮内に注射す

る。ツベルクリンスキンテストと同様に皮内に注射するため，蚊に刺されたような状態になることが目安である。急性効果は大きいが，持続効果は短く，刺入時に痛みを伴う（図 6-1d）。

5）刺さない鍼（鍉鍼，小児鍼）

一般的に小児や敏感な患者などに用いられる。市販されているものには，ローラー鍼や集毛鍼，ばち鍼，鍉鍼などさまざまなタイプがある。皮膚に非常にソフトな刺激を行うことができるので，皮膚への軽い刺激で反応する敏感な患者にも用いられるが，持続性の問題からある程度継続的な治療が必要である（図 6-1e）。

6）その他

キネシオテープも治療ツールとして使用できる。伸縮性があり皮膚へ方向性を与えることができるので，円皮鍼やソマセプトあるいはソマレゾンと併用すれば効果がさらに強まる。

2 手技

1）ストレッチング

ストレッチは，M-Test で最も頻用する手技の 1 つであり，セルフケアの根幹となる方法である。M-Test で用いるストレッチは，M-Test における診断に基づき行われる。一般のスポーツで用いられているストレッチでは，体幹などの大きな筋肉から始めるが，M-Test では末梢（または症状のある局所の遠隔部位）からストレッチを行うことを推奨している。ストレッチは反動をつけず，心地よい伸展感がある位置までゆっくり伸ばして，その位置を保ったまま約 30 秒程度止めるようにするスタティックストレッチを行う。呼吸を止めないよう，自然なゆっくりした呼吸を心がける。ストレッチ後にターゲットモーションを行い，効果が不十分であれば再度ストレッチを行う。概ね 3 セット/回程度を日に 2～3 回，毎日行うことが効果的である。詳細は，『競技力向上と障害予防に役立つ経絡ストレッチと動きづくり』[6]を参照いただきたい（図 6-2）。

2）マッサージと軽擦

軽擦は最も広範囲に，そして強度を自由に操作できる手法である。マッサージも軽擦程度の強度で始めるのがよい。可能な限り素肌に直接行う方が効果は高いので，オイルやパウダーなどを使用するのもよい。経絡流注の方向性などを考慮して行うとより効果的である。

3）その他

マッサージや軽擦以外にも皮膚をつまむピンチング，深く筋肉を押圧するプッシン

第6章　治療器具と手技

上肢前面の例　　　上肢後面の例　　　上肢側面の例

下肢前面の例　　　下肢後面の例　　　下肢側面の例

図6-2　M-Test ストレッチ

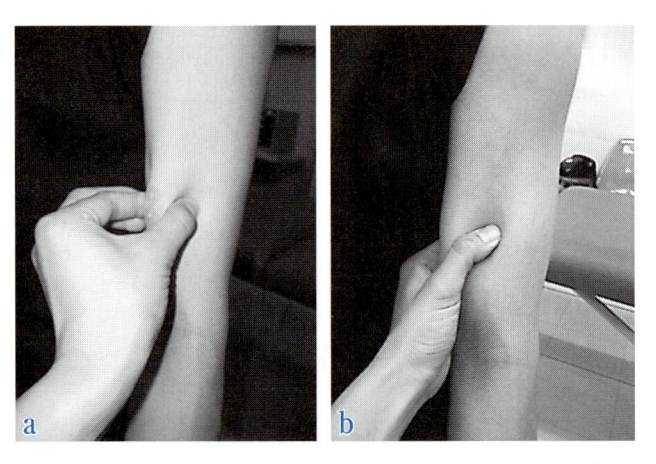

図6-3　治療に用いる手技〔ピンチング（a）とプッシング（b）〕

　グを行うことがある。ピンチングやプッシングは大筋群に対して用いることが多い。筋肉が凝り固まっているときなどは痛みを伴うことがあるので，力を入れすぎないようにし，1カ所に30秒程度かけるようにゆっくりと行う（図6-3）。

第 7 章

症 例

症例 1 　日常生活動作と M-Test―歯科医の不定愁訴（本文に取り上げた症例）

患者	35歳，女性，歯科医
主訴	酩酊感，嘔気，頭痛，脱力感
現病歴	3週間程前より症状が現れ，A病院を受診し精査をしたが異常所見は認められなかった。その後，徐々に症状悪化，動悸と血圧上昇も出現して日常生活にも支障が出るようになった。そのため実家に帰省してB病院を受診，CTなど精査を受けたが，異常は見られないと言われた。その後C病院循環器内科に紹介され，内分泌検査やホルター心電図などの検査を受けた。同時に東洋医学診療部へ紹介された。
既往歴	特記事項なし
所見	BMI 26.6，HbA1c 6.0％ がやや高値。その他の異常はなし。
M-Test	#1-A 右：頸部右前面伸展（頸左回旋）動作で患者の酩酊感の増悪，#3 右：頸部右側面伸展（頸左側屈）動作でつっぱり感などの違和感が誘発された（図 7-1）。

治療と経過および考察

　#1-A 右には右尺沢（LU5）と右二間（LI2）が，M-Test #3 には右中衝（PC9）が効果を示し，それぞれ円皮鍼およびマイクロコーン（第6章参照）を用いて治療を行った。治療後，主訴が著減したことに加え #1-A 右および #3 右の動きでの酩酊感も消失した。また，1週間後の再診時には主訴は消失，その後再発はみられない〔1ヶ月後に本人来院，1年後に家族（妹）より報告〕。

　本症例では，右上肢前面や右上肢側面に対応する手指や前腕の経穴で症状が著減したことから，右上肢の過使用で症状が生じたことが推測された。通常，歯科で用いる器具は主に母指・示指・中指を用いて支持し，作業は上肢を微細に動かすため上肢への負担が大きい。加えて患者は，約1年前に歯科医院を開業して勤務医から開業医になったことにより多忙となり，歯科業務に加えて事務作業も増加したことが背景にあると思われる。

メモ

　この患者の治療終了後約1年が経過したある日，同じく歯科医の妹が来院した。彼女曰く「姉と同じような症状なので，直接こちらへ伺いました」とのことだった。彼女の陽性所見も右上肢前面と右上肢側面に限局しており，同様の治療およびストレッチ指導で解決した。話によると，年明けからスタッフが減少して仕事が忙しくなり，本来の矯正歯科主体の仕事に加えて歯石を取る作業ま

第7章 症例

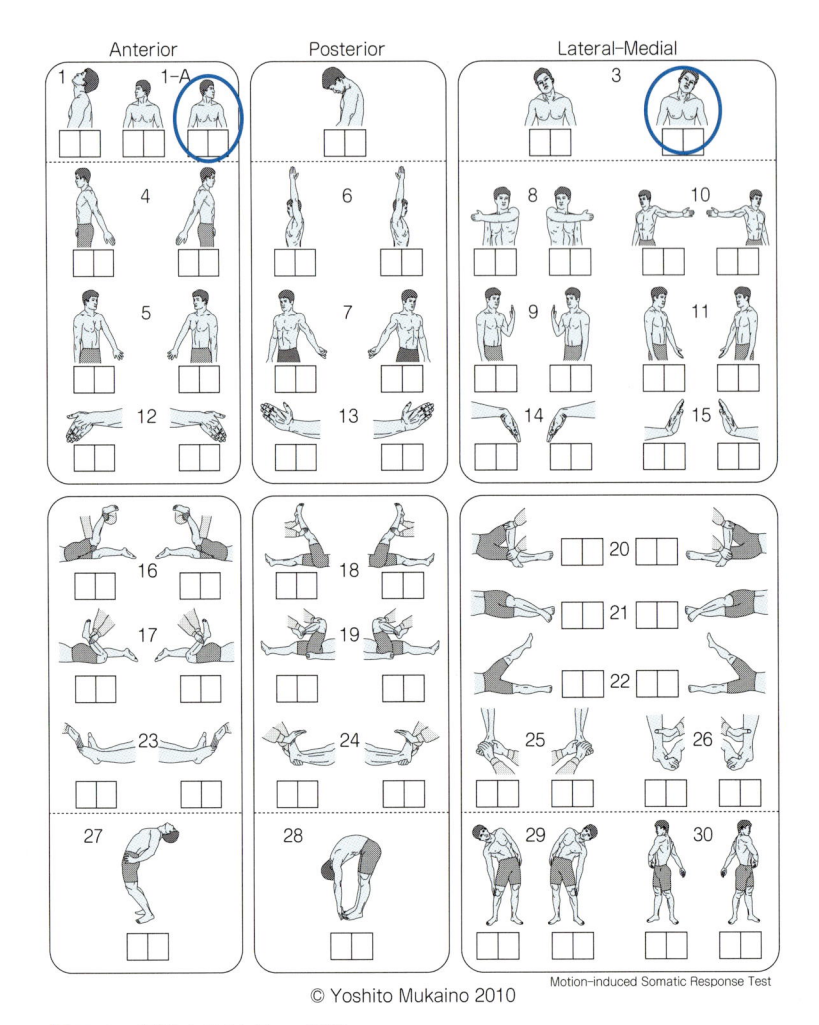

図7-1 症例1のM-Test所見

で増加したとのこと。特に助手なしで1人で作業をするので左手を使うことも増えたとのことだった。作業量の増加と左手での作業も増えたことで，普段とは異なる負荷に起因するアンバランスの状態が起こったと推測される。彼女は，1日5～6時間は頸を下げて作業をしているとのこと。このような姿勢は身体へかなりの負担をかけていると考えられる。

症例2 日常生活動作とM-Test—症状はさまざま，しかし原因・治療は同じ 栗むき作業による3患者例（本文に取り上げた症例）

患者1	35歳，女性，
主訴	右肩痛
M-Test	#4右：右上肢前面伸展（右肩伸展）（図7-2）

患者2	54歳，女性
主訴	めまい
M-Test	#1：頸部前面伸展（頸後屈）（図7-2）

患者3	65歳，女性
主訴	肘周辺の痛み・しびれ
M-Test	#5右：右上肢前面伸展（右肩関節内旋）（図7-2）

治療と経過および考察

本3患者例は，西洋医学的にはそれぞれが異なった病気であり，通常，患者1には肩関節X線やCT，MRIなどの画像診断が，患者2には平衡機能検査やMRIなど，患者3には神経学的検査や頸椎のX線やMRIなどが行われ，さまざまな治療が試みられるだろう。

M-Testでは，それぞれの症状を増悪する動きは，患者1は#4右，患者2は#1，患者3は#5右で，これらはいずれも上肢（上半身）前面を伸展する動作ですべて同じ上肢前面のブロックの異常に該当する。

これらの患者には，上肢前面に対応する尺沢（LU5），太淵（LU9），二間（LI2），曲池（LI11）の4穴および肺経（LU）と大腸経（LI）のルート上の経穴へのアプローチで症状は1～2回の治療で軽快した。

3人の症状は，いずれも栗むき作業後に発症しており，栗むき作業が誘因だと考えられた。日本人は栗むき作業を包丁で行うことが多く，包丁での栗むき作業では母指と示指に力を入れるので，これらの指に分布する肺経（LU）・大腸経（LI）に沿って動きの異常が発生したと考えられる。

このように，日本人に根ざした文化に基づく生活様式による過負荷が背景となっている場合がある。

メモ

春のいちご摘みや初夏の梅干し作り，師走の餅つきやお正月用の生け花などいつもは行わない作業がめまいや頭痛などの原因となっていることもあるので，何か特別なことを行ったかを知ることは治療の足掛かりになる。

第 7 章　症例

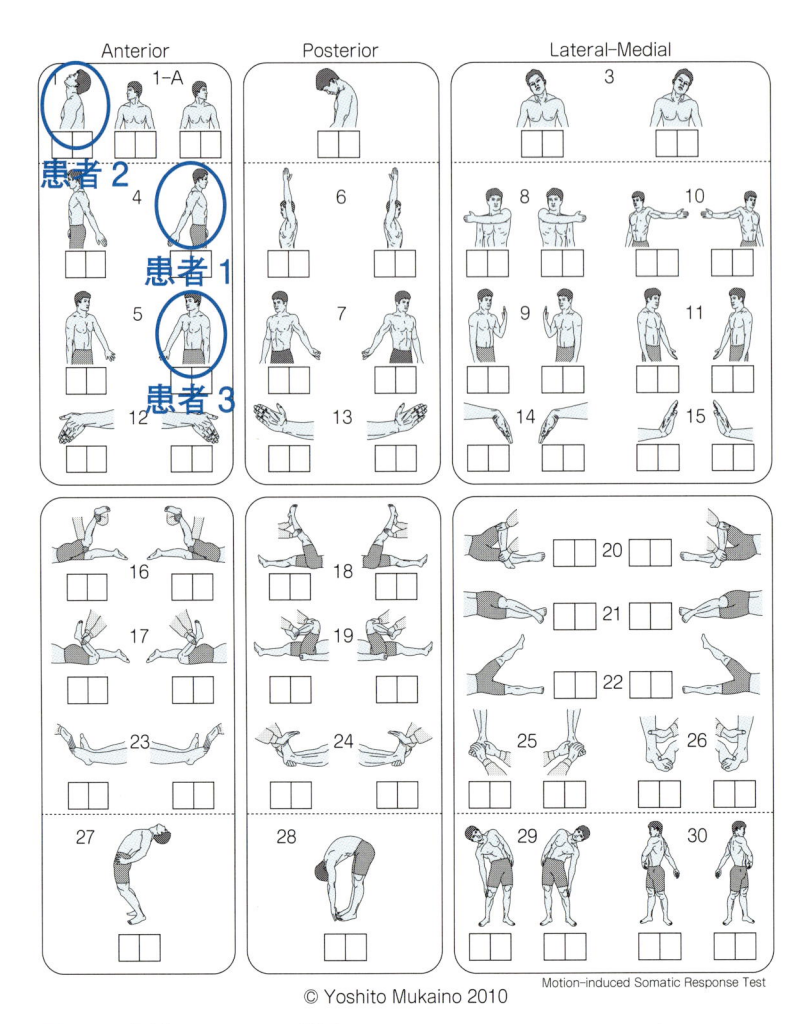

図 7-2　症例 2 の M-Test 所見

症例 3　日常生活と M-Test―点字を書く作業の影響

患者	35 歳，女性，ヘルスキーパー（あん摩マッサージ指圧師，鍼灸師）
主訴	肩や頸のこり
現病歴	慢性的に頸や肩のこり感がある
既往歴	特記事項なし
検査所見	特記事項なし
特記事項	視覚障害：全盲
M-Test	#1：頸部前面伸展（頸後屈）および #1-A 右：頸部右前面伸展（頸左回旋）動作で最も強い症状が誘発された。#3 右：頸部右側面伸展（頸左側屈）動作でもつっぱり感などの違和感が誘発された（図 7-3）。

104

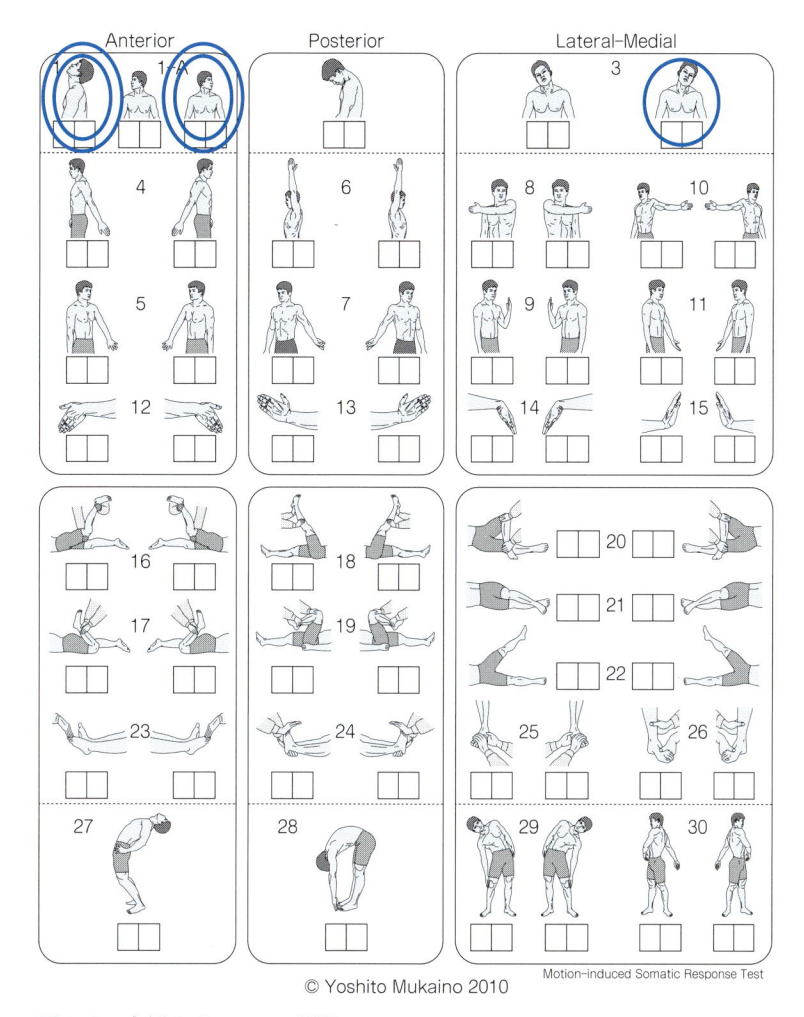

図 7-3　症例 3 の M-Test 所見

治療と経過および考察

#1 および #1-A は上肢前面のブロックに該当する。このブロックに対応する 4 経穴のうち右二間（LI2）への円皮鍼刺激が著効し，大腸経（LI）上の大筋群への円皮鍼刺激を追加することで症状は消失した。同時に #3 の所見も消失していた。セルフケアとして右上肢前面のストレッチを指導した。

本症例では，右上肢前面に対応する手指や前腕の経穴で症状が著減したことから，右上肢の過使用で症状が生じたと推測された。

本症例は，M-Test 講習会で経験した例である。懸命に点字でメモを取る右手には，点字用の短いペンがしっかりと力強く握りしめられており，そのペンの頭はちょうど二間あたりで支えられていた（図 7-4）。点字は紙にペンで点を打っていくので，ある程度強い力が必要であり，しかもかなりのスピードを要求される。そのため，手指および上腕に日常的にかなりの負担がかかっていると推測された。

メモ

他の参加者（同じくヘルスキーパー）の所見も同様に前面に異常がある者が多かった。話を聴くと，

第 7 章　症例

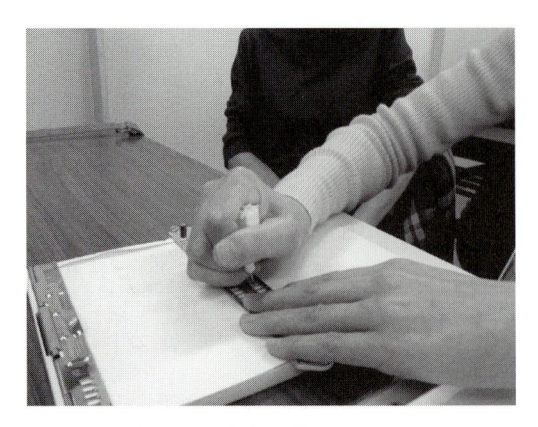

図 7-4　講習会中の患者の様子

あん摩マッサージ指圧師という職業上，下を向いて作業することが多く，前面は常に縮め，後面は伸展したアンバランスな状態にあるという。このように，常に前面を縮めた治療姿勢も前面の所見に影響したと考えられた。

　ヘルスキーパーとは企業内従業員の健康管理や疲労回復を目的に施術するあん摩マッサージ指圧師やはり師きゅう師の国家資格を持つ視覚障害者のこと。

症例 4　痛みは右，陽性所見は左が主体!!
—プロゴルファーの症例（本文に取り上げた症例）

患者	64 歳，男性，プロゴルファー
主訴	腰痛と下肢のしびれ
現病歴	8 年前から腰痛を自覚し，スイング動作で右下肢全体に及ぶしびれを呈する。徐々に悪化し，ゴルフコースをラウンドできなくなった。4 年前に 3 ヵ所の整形外科を受診し，X 線写真および MRI でいずれも腰部脊柱管狭窄症と診断された。 鎮痛薬と血流改善薬を内服したが，効果はなかった。筋力維持のためプールで歩行を行っているが，そのときにゴルフの球を打ったときと同じ症状が出現する。東洋医学診療部を受診。
M-Test	全体的に所見が多い。右下肢全体のしびれ症状の増悪を認めたのは，#16 左：左下肢伸展動作（左股関節伸展）および #27：下肢・体幹伸展動作（体幹後屈）であった（図 7-5）。

治療と経過および考察

　初診時，まず症状を最も増悪させる #16 左〔左下肢前面（土）〕を治療した。さらに五行から見て土（下肢前面）と関連の深い火（上肢後面・側面）および金（上肢前面）に対する治療を試みた。治療後，最もスコアの高かった #16 および #27 は，いずれもスコア 5 から 2 に減少し，その他の所見は 0 ないし 1 になった。セルフケアとして，左下肢前面のストレッチを指導した。
　2 回目（初診より 2 日後），初回治療の翌日に 6〜7 年ぶりにコースをラウンドできた。午前中のラウンドは全く異常がなかった。午後になって右膝外側以下にしびれ感が出現したが，プレーには影響はなかった。2 回目も初診と同様な治療を行った。

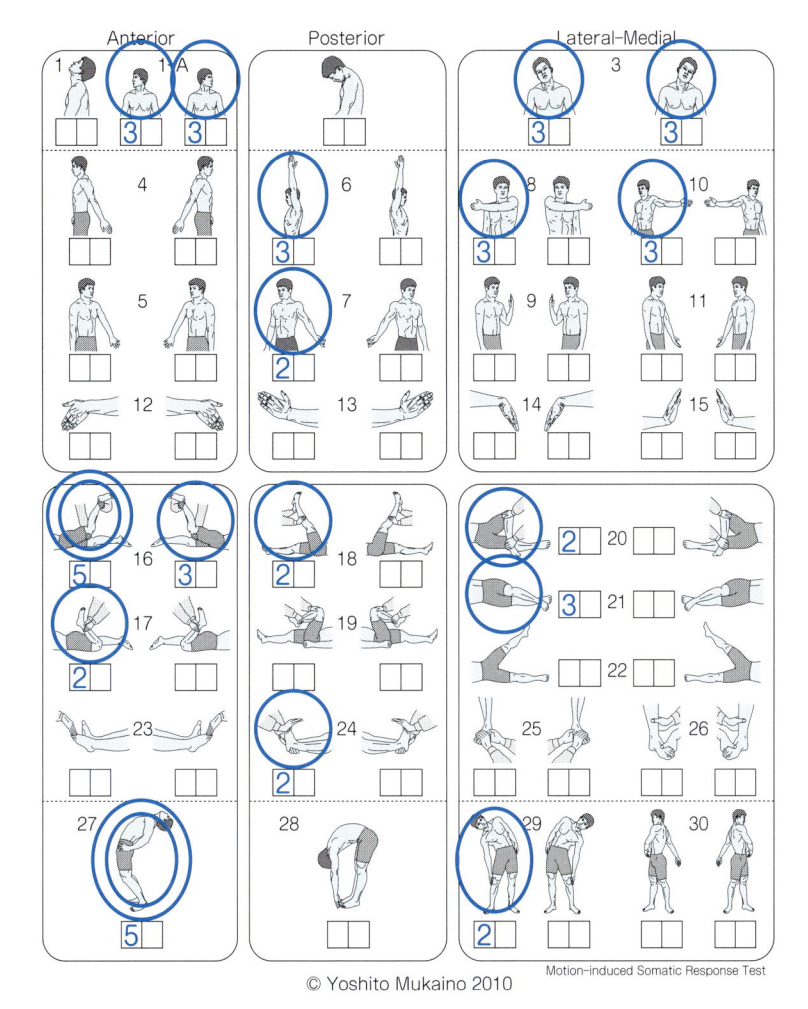

図7-5 症例4のM-Test所見

3回目（初診より15日後），左下肢を伸展すると症状が出現するが，すぐに回復する。練習は以前の倍くらいできるようになった。治療は膝周囲の経穴に対してのみで十分であった。

4回目（初診より43日後），症状は出現しない。フルスイングできるようになり，ドライバーの飛距離が以前より50ヤード遠くへ飛ぶようになった。治療はこの回で終了となった。

本症例は，長年に渡り多くの病院を転々とし，またさまざまな治療を試みたにも関わらず改善があまり見られなかったが，わずか4回の治療で症状が出現しなくなった。これまでの治療について尋ねると，症状の起こっている右下肢へのアプローチがほとんどであった。しかし，M-Testから見るとむしろ，症状を誘発しているのは，左下肢の動きであり，それを治療することで長年にわたる症状が短期間で解決した。ゴルファーには，日頃から同じような負荷がかかることから，再発予防のためにセルフケアは欠かせない。本症例でもセルフケアを初診時に指導し，また治療終了後もセルフケアを続けるようにアドバイスを行った。

第7章 症例

症例5 職業特有の動きが症状発現の原因となる（産婦人科医の症例）

患者	40歳，女性，産婦人科医
主訴	肩こり，肩こりがひどいと頭痛
現病歴	以前より，慢性の肩こりがある。頸がこり，頭に何かがかぶせられたような重さがいつもある。ひどいときに頭痛が出現する。東洋医学診療部を受診。
既往歴	肺結核（15歳）
M-Test	最もスコアが高かったのは，#14左：左上肢側面伸展（手関節掌屈）動作でスコア4，動かしたときに嫌な感じがする。次に#20右：右下肢側面伸展（股関節外転外旋，膝屈曲）動作でスコア3，その他上肢に多くの陽性所見が見られ，右の所見と左所見が混在していた（図7-6）。

治療と経過および考察

　まず，最もスコアが高かったのは#14左であったが，7原則に基づき下肢で最もスコアが高い#20右をターゲットモーションとして治療を開始した。対応する4経穴のうち，右行間（LR2）が著

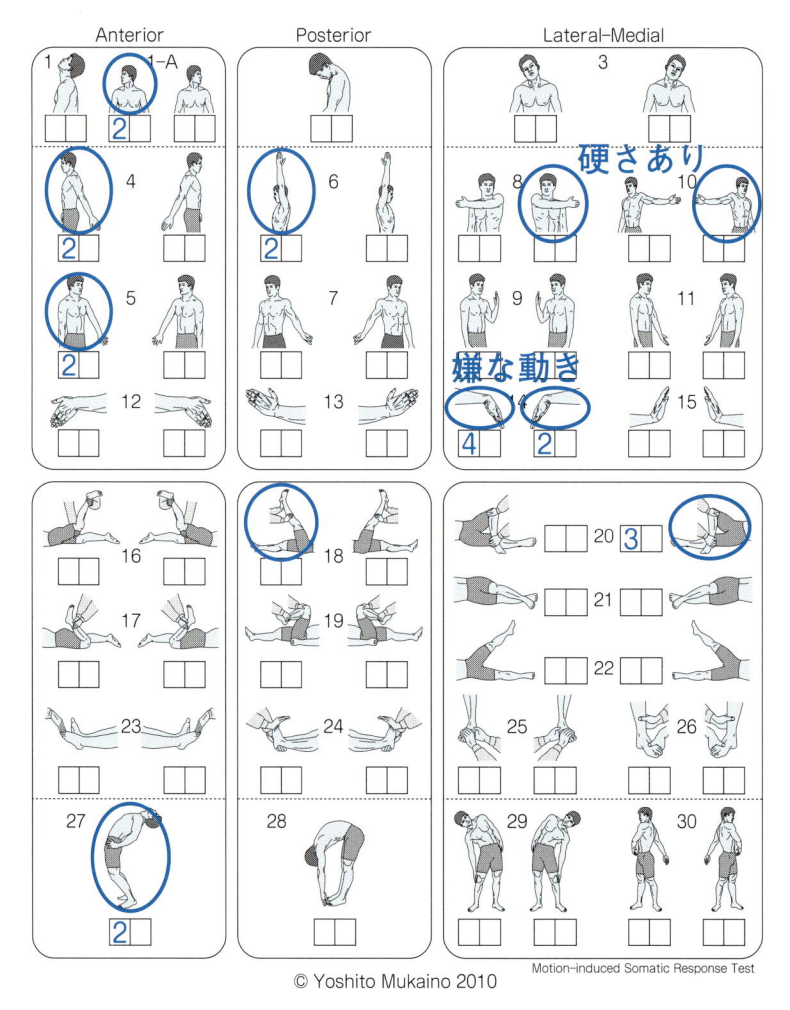

図7-6　症例5のM-Test所見

効した。右行間(LR2)に対応する組み合わせ穴である，中衝(PC9)を用いることで，右上肢側面の所見は改善した。しかし，#14左の所見は残存したため，右行間(LR2)に対応する陰陽交叉穴である左中渚(TE3)を用いたところ症状は著減した。

産婦人科医は，左手にクスコという器具を持ち診察を行う(図7-7)。この器具を操作する際に負荷のかかる動きが#14左であり，その際にとる姿勢がこの症例で観察された陽性所見の発現の誘因となったと考察される。

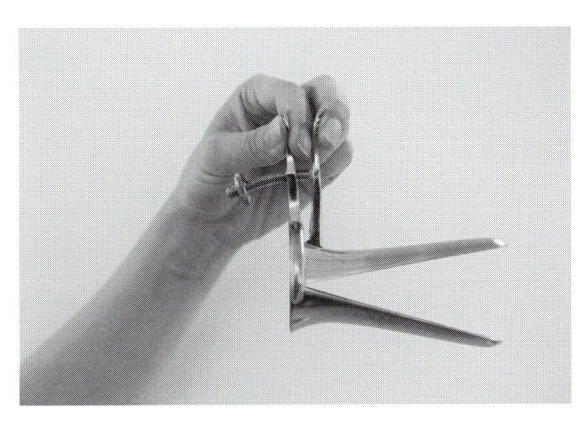

図7-7　クスコと持ち方

症例6　椎間板ヘルニアの診断を受けたが症状が軽快した症例

患者	71歳，男性
主訴	歩行時の左ふくらはぎ痛としびれ
現病歴	約1ヶ月前から，20～30m歩くと左腓腹筋部に痛みとしびれが起こる。休むと楽になる。バドミントンをするときにも同じ痛みとしびれが起こることがある。A病院でMRIを施行。腰部椎間板ヘルニア，腰部脊柱管狭窄症と診断された。オパルモン®などの投薬を受けたが，効果はなかった。A病院でのMRI施行から1ヶ月後に東洋医学診療部を受診。
既往歴	高血圧，左大腿骨骨折(50歳)
M-Test	#20右：右下肢側面伸展(股関節外転外旋，膝関節屈曲)が最もつらくスコア4，次に#21：左右下肢側面伸展(股関節内転，膝関節伸展)でスコア2であった(図7-8)。

治療と経過および考察

初診時，#20右をターゲットモーションに設定して治療を開始した。下肢側面に対応する4経穴のうち右陽輔(GB38)および右行間(LR2)が著効した。さらに肝経(LR)および胆経(GB)の大筋群の刺激を追加することで歩行時のふくらはぎ痛としびれが軽快した。

2回目，前回の治療で歩行時の腓腹筋痛としびれは軽減し，症状が発現しないで歩ける距離は数百mにまで伸びた。今回も同様の治療を行った。さらにセルフケアとして，右下肢側面のストレッチを指導した。

3回目，症状はないとのことで治療を終了した。

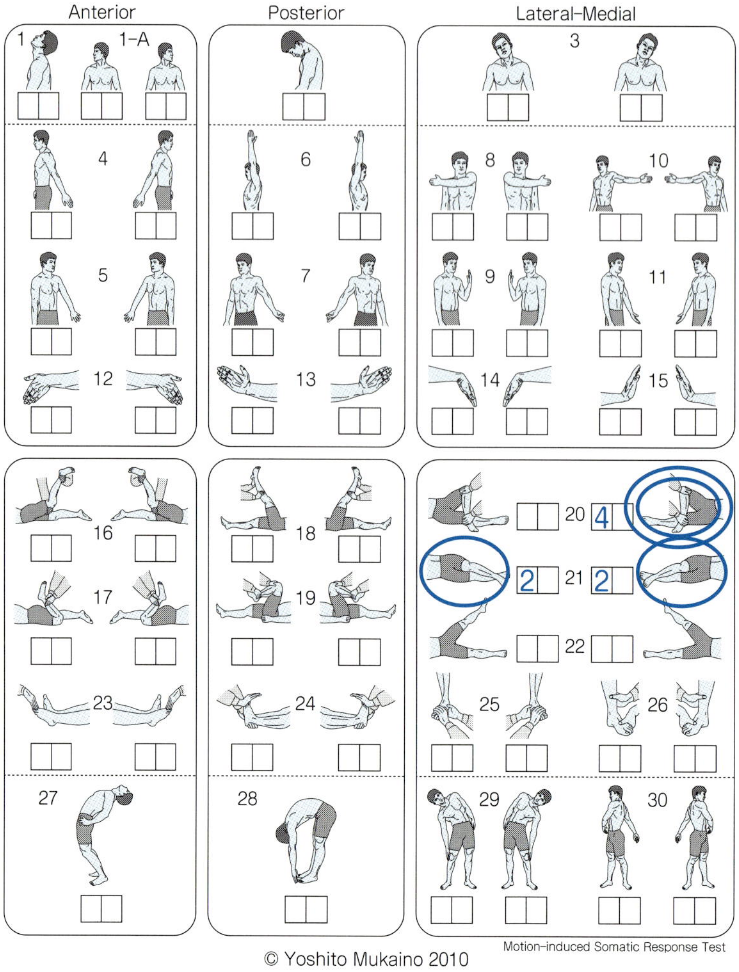

第7章 症例

図7-8 症例6のM-Test所見

> **メモ**
> 椎間板ヘルニアの診断がなされていてもM-Testで症状が軽減する症例をしばしば経験する。

症例7 職業特有の症状（宝くじの券組み業務）と立ち仕事

患者	54歳，女性，事務職・料理店補助
主訴	右肩の痛みと肩こり，右背部痛，眼の奥の痛み
現病歴	事務仕事（宝くじ券の番号を均一に割り振りする作業と袋詰め，当たり券の分類や金額のチェック，パソコン入力は右手による数字入力が多い），また夕方からは家業の飲食店を手伝っている。忙しいと，肩の痛みと眼の奥の痛みがひどい。
既往歴	更年期障害，単純子宮全摘術（子宮筋腫）

症例 7

| M-Test | 所見が多く，特に上肢に多いのが特徴。
特に，下肢は #18 左：左下肢後面伸展（股関節屈曲，膝関節伸展），#20 左：左下肢側面伸展（股関節外転外旋，膝関節屈曲），上肢は #1-A 右：頸部右前面伸展（頸左回旋），#3 右：上肢側面伸展（頸部側屈），#8 右：上肢右側面伸展（肩関節水平内転），#10 左：上肢左側面伸展（肩関節水平外転）の所見がつらい（図 7-9）。 |
|---|---|

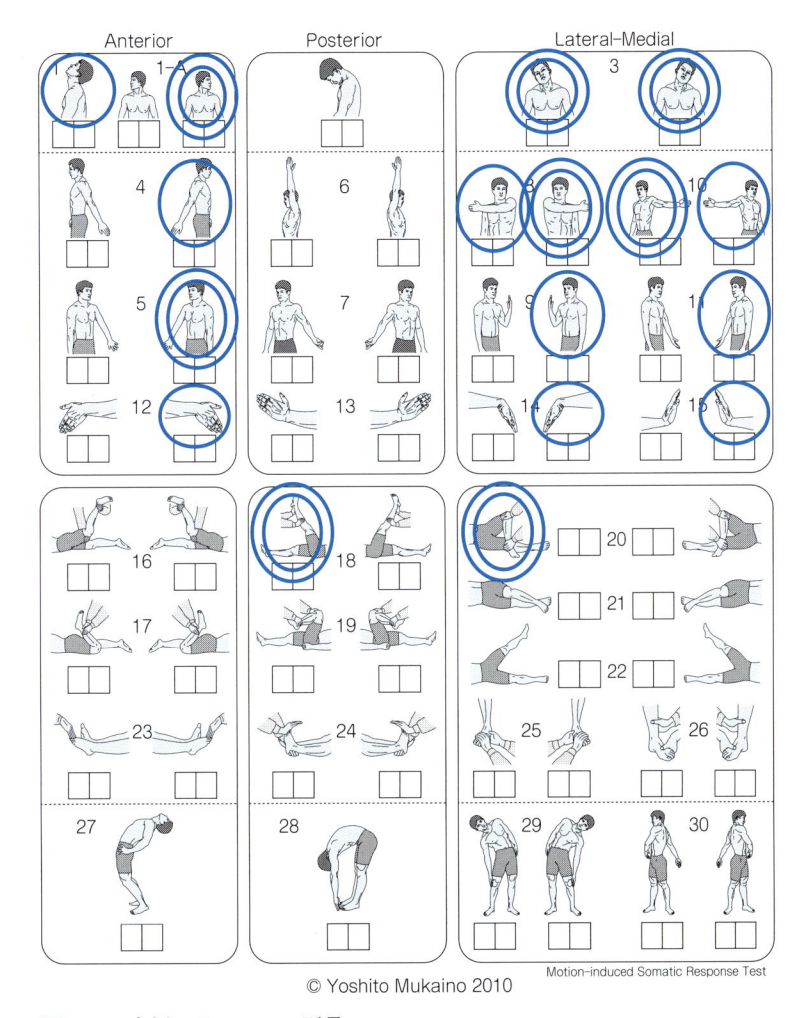

図 7-9　症例 7 の M-Test 所見

治療と経過および考察

　初診時，7 原則に従い，まず下肢の最もつらい所見 #20 左と #18 左をターゲットモーションとし，それに対する治療を行った。#20 左（下肢側面ブロック）に対応する 4 経穴のなかで左行間（LR2）が，#18 左（下肢後面ブロック）では 4 経穴のうち左復溜（KI7）が有効であった。肝経（LR），腎経（KI）の大筋群への刺激を追加することで，#20 左および #18 左の動きで痛みは誘発されなくなった。次に，左行間（LR2）に対する組み合わせ穴である左中衝（PC9）を追加したところ #10 左の所見は軽減した。#8 右の所見に対しては左行間（LR2）の陰陽交叉穴である中渚（TE3）を用いたところ，有効であった。

一方，復溜（KI7：復溜は水経の金穴）に対応するのは上肢前面ブロック（金経）の動きである。復溜（KI7）は左，上肢前面で陽性所見を示した動きは右であることから，陰陽交叉を用いた。左復溜（KI7）に対して右二間（LI2）を刺激したところ，#1-A右，#5右に所見は軽快した。

以上の治療で，主訴はかなり軽減した。仕事の関係で頻繁に受診できないことから，ツボを使ったセルフケアとストレッチを処方した。

2回目（初診から23日後），所見は#8右，#20左のみに減少していたので，木（左）−火（右）の陰陽交叉治療を行い，左陽輔（GB38）−右中渚（TE3）で症状が著減した。

3回目（初診から58日後），所見は上肢側面と下肢側面に限局していたので2回目と同様の治療を行ったが，症状が残存していた。脊柱の軽度彎曲に対しての治療も追加することで軽快した。眼の奥の痛みは軽減しているが，眼の疲れがひどいとのことで，耳鍼を追加した。

症例8 術後に発症しためまい

患者	69歳，女性
主訴	めまい
現病歴	以前より時折軽いめまいはあったが，日常生活には差し障りはなかった。10年前にA病院で右乳癌部分切除術を受け，約1週間後の早朝からめまいがひどく1日ベッドから起き上がれなかった。同耳鼻咽喉科で良性発作性頭位眩暈症疑いとされた。その後，ひどいめまいが度々出現するようになった。頭を左へ回すとき，食事を終えて背筋を伸ばすとき，寝返りをうつときなどにひどいめまいがする。ひどいときは失神することがある。尿がスムーズに出ないし，左右の乳房の温度差がある。耳鼻咽喉科からの紹介で東洋医学診療部を受診。
既往歴	10年前に乳癌（乳房部分切除），10年間再発なし
M-Test	めまいを誘発させる動きは#1：頸部前面伸展（頸後屈），#1-A右：右頸部前面伸展（頸左回旋），#2：頸部後面伸展（頸前屈），#16右：右下肢前面伸展（股関節伸展）および#20左：左下肢側面伸展（股関節外転外旋，膝関節屈曲）であった。なかでもひどいめまいを誘発させるのは#16右であった（図7-10）。

治療と経過および考察

初診時，#16右（右下肢前面ブロック）に対応する4経穴のうち最も効果のあったのは右大都（SP2）であった（図7-11）。さらに組み合わせ穴である右神門（HT7）の刺激で#2で起こるめまいは消失し，同時に#1および#1-A右での症状も消失していた。#20左での症状が残存していた。#20のブロックに対応する4経穴のうち陽輔（GB38）が有効であった。2回目の受診の際に，手術痕が脾経を分断する形で存在すること（図7-12），また初診時，脾経の大都（SP2）が著効したことから，めまいに対する手術痕の影響を検討した。#1-A右での動きでめまいの誘発を確認した後，手術痕の一部に触れながら同じ動作をするとめまいが発現しなかった。#20の動きでも試みたが同様の効果を確認できた。このように，手術痕が影響して日常生活を妨げる症状が発症するケースがしばしば観察される。

メモ

他に手術痕や瘢痕へのアプローチが有効であった例はたくさんあるが，代表的な例を以下に紹介する。

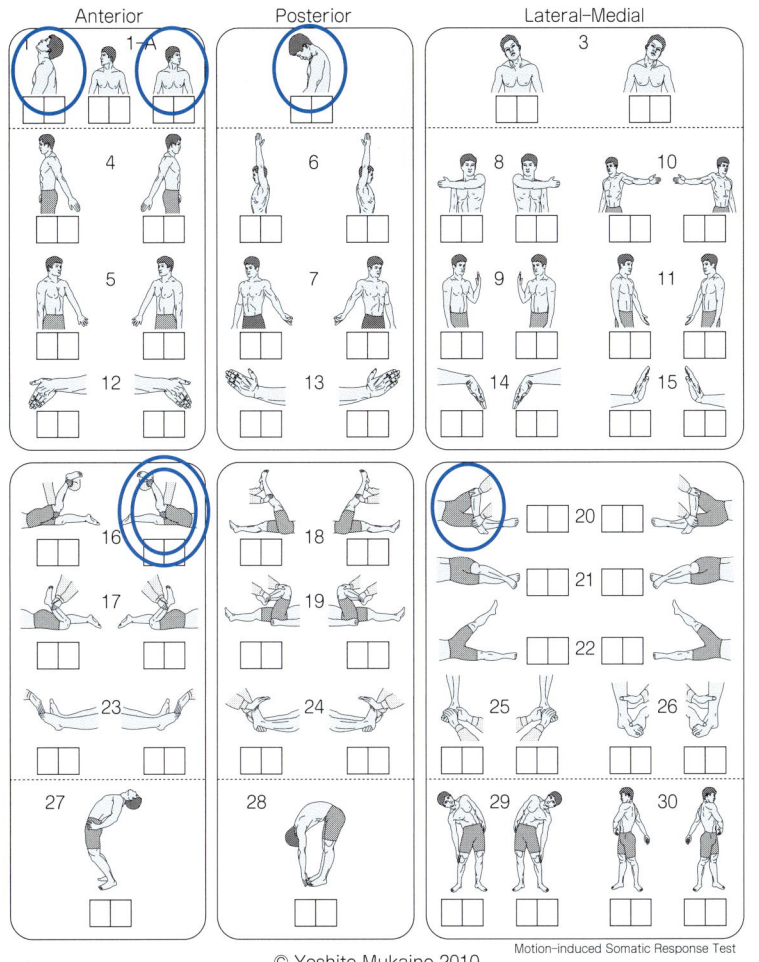

図 7-10　症例 8 の M-Test 所見

図 7-11　著効した経穴：大都（SP2）

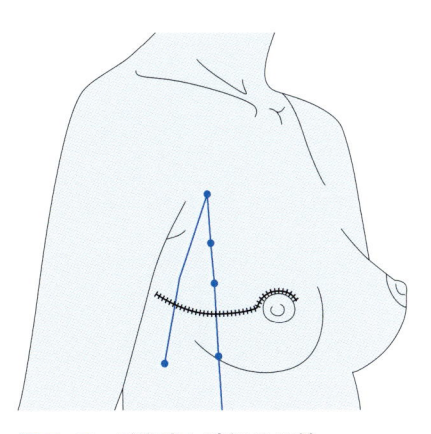

図 7-12　手術痕と脾経の分断

- 上腕瘢痕の形成手術後に発症した下肢の麻痺
  手術痕へのアプローチ → 足趾，足関節が動きやすくなった。
- 歩行時の腰の痛みと過敏性腸症候群
  上腕の骨髄炎の創傷（骨欠損，肉芽形成）へのアプローチ → 改善
- 歩行時の下肢痛，寝返り時の下肢痛など
  下肢の複数回にわたる形成手術痕 → 歩行時の痛み減，寝返り可能，循環改善

Coffee Break 9
深い鍼でも浅い鍼でも効果に差はない！？

　鍼治療は2000年以上の歴史を持ち，時代によって鍼の種類や手技はさまざまである。日本鍼の主流は浅い鍼や軽い刺激となっているが，中国では強い刺激が主体であり，手技も道具も日本のものとはまるで違っている。中国鍼は1972年のニクソン大統領訪中をきっかけとして欧米を皮切りに，爆発的に世界各国へと広がっていった。そのため世界で主流となっているのは中国鍼であり，鍼の効果を明らかにするためのこれまでの臨床研究をみると中国式の深く刺す鍼が研究対象となっている。その結果，日本式の皮膚に浅く刺す鍼はプラセボとして用いられてきたが，深く刺す鍼と浅く刺す鍼との効果差は見い出されていない。そのため，鍼治療はプラセボ効果に過ぎないと指摘している研究者もいる。しかし，裏を返すと，深い鍼でも浅い鍼でも効果には差がない，"深く刺さなくても効果はある"と考えることもできる。近年，堀田晴美らによる動物実験で鍼を刺さなくて皮膚表面を軽度に刺激するだけで強い鎮痛効果があることが証明された[20]。この実験に用いられた柔らかい11mm直径の円形ブラシ（微小突起が417本）は，すでに2006年からわれわれのケア・ワークモデル研究会メンバーにより鍼治療に臨床応用されており，非常に効果的な刺激法であることが明らかになっている。また，傳田光洋[16〜18]が指摘しているように，皮膚は身体の表層で身体全体を覆い，第3の脳とも言うべき機能を備えている。皮膚へのアプローチは鍼治療の効果の成否を握る重要な鍵となると推測できる。このような背景を考慮すると浅い鍼刺激をプラセボと見なして施行されたこれまでの臨床研究の結果は再考する必要があると考えられる。

第8章

M-Test 症状別治療
初学者のためのファーストステップ

　本章には，よく見かける症状にM-Testを試してみたいけれど診療・施術時間が限られている方，ショートカットの裏ワザがないかと考えている方や初学者のための症状別治療を示している。この症状別治療は，今起こっている症状を改善するための治療および症状が定期的に起こるので予防をしたいという場合の治療に応用できる。症状別治療を始める前に，以下の留意事項を一読してから試みられたい。

- M-Testでは動作を身体に負荷する際に誘発される痛み，つっぱりなどの症状から異常のある経絡を判断して治療を行うのが原則である。
- 腰痛などのときは，今起こっている痛みを増悪させるM-Testの動きを見つけることで治療ができる。ふるえなどの症状でも同様である。
- 一方，月経痛のように周期的に繰り返す症状の場合には2つの状況への対応が必要である。つまり，月経時の痛みを増悪させるM-Testの動きを見つけることで治療する場合と月経時ではないときの対応である。後者の場合，月経痛の予防を目的にM-Testの動きで誘発されるつっぱりなどの症状を判断して治療を行う。
- 個々の症状がどのようなものであっても，M-Testの動きを負荷し，そのときに誘発（増悪）される症状のスコアが最も大きい動きに対する治療を行うことで，本章で取り上げた症状の急性期・慢性期の治療ができる。また，同時に発症を予防することができる。
- 本章では，よく見かける症状において異常の見つかる頻度が最も高い動きを30の動きのなかから厳選している。同時にその動きがどのブロックに相当するかを示して，治療法も紹介している。
- 同じ症状でも，それを誘発（増悪）する動きが個々人で異なるので，前面・後面・側面の3つの面の動作所見を確認することをお勧める。
- しかし，ここに示した動きが該当しない場合や症状が軽減しない場合は，基本に立ち返って30の動きすべてをチェックし，異常のある動きに対応する治療を試みていただきたい。
- もとより，M-Testの動きの異常は必ずしも症状が起こっている部位にあるとは限らない。そのため，初診時には30の動作すべてをチェックすることを推奨している。
- 動きのチェック方法，刺激の方法などは本文を参照されたい。

第8章 M-Test 症状別治療

1 使用手順と使用例

1）腰痛を訴える患者が来院した場合

Step 1：腰痛を誘発（増悪）する動きを見つける
　　　　患者に下に示す腰痛を誘発（増悪）する動きを行わせて陽性動作を見つける。

Step 2：①ツボを用いて治療をする
　　　　Step 1で見つけた陽性動作に対応する4つのツボ（下表：用いるツボ）を軽く手で触れながら，無理のない程度に陽性動作を行う。症状が改善されればそのツボを有効なツボとして円皮鍼などを用いて治療を行う。改善しない/症状が残っている場合は，Step 2-②へ進む。

Step 2：②ルートを用いて治療をする
　　　　Step 1で見つけた陽性動作に対応する2つのルート（下表：用いるルート）上の大筋群や経穴から有効なポイントを見つけて治療を行う。症状が改善すれば終了。改善しない場合は，本書の内容に従って30の動作をチェックしてフローチャートに従って治療を行う。

治療例

Step 1：体幹左回旋（M-Test 所見番号：#30 右）で腰痛が増悪した。
　　ターゲットモーション：#30 右＝側面タイプの腰痛と判断。

Step 2-①：側面タイプに対応する4つのツボである行間（LR2），曲泉（LR8），陽輔（GB38），侠谿（GB43）のそれぞれを指で軽く触れながら #30 右の動きを行い，どのツボが効果があるかを判断する。右陽輔（GB38）が有効，腰痛が軽減したので治療を行った。

Step 2-②：側面タイプに対応する2つのルートである肝経（LR），胆経（GB）上の大筋群やルート上から有効なポイントはないか探ってみた。風市（GB31）周囲の大筋群（大腿二頭筋辺り）に顕著な圧痛点が見つかったのでそこを軽く触れながら #30 右の動作を行った。痛みが消失したので，そのポイントに治療を行った。

腰痛

	腰痛を誘発（増悪）する動き	用いるツボ	用いるルート	参照頁（別冊付録頁）
前面タイプ		大都（SP2）商丘（SP5）	脾経（SP）	58 頁（11 頁）
		解谿（ST41）厲兌（ST45）	胃経（ST）	
後面タイプ		湧泉（KI1）復溜（KI7）	腎経（KI）	59 頁（13 頁）
		至陰（BL67）束骨（BL65）	膀胱経（BL）	
側面タイプ		~~行間（LR2）~~ ~~曲泉（LR8）~~	~~肝経（LR）~~	60 頁（15 頁）
		陽輔（GB38） ~~侠谿（GB43）~~	胆経（GB）	

117

2　症状別治療

1）肩こり，頸こり，寝違い

	症状を誘発(増悪)する動き	用いるツボ	用いるルート	参照頁 (別冊付録頁)
前面タイプ		太淵(LU9) 尺沢(LU5)	肺経(LU)	57頁 (10頁)
		二間(LI2) 曲池(LI11)	大腸経(LI)	
後面タイプ		神門(HT7) 少衝(HT9)	心経(HT)	58頁 (12頁)
		後谿(SI3) 小海(SI8)	小腸経(SI)	
側面タイプ		大陵(PC7) 中衝(PC9)	心包経(PC)	59頁 (14頁)
		中渚(TE3) 天井(TE10)	三焦経(TE)	

・上図には痛みやつっぱりなどの症状を誘発(増悪)させる代表的な動きを示している。
・寝違いなどで前面・後面・側面すべての動きで症状がひどくなる場合は，最もつらい動きの治療を優先する。

2) 肩痛，肩や腕のだるさ，背中のはり

	症状を誘発(増悪)する動き	用いるツボ	用いるルート	参照頁(別冊付録頁)
前面タイプ		太淵(LU9) 尺沢(LU5)	肺経(LU)	57頁 (10頁)
前面タイプ		二間(LI2) 曲池(LI11)	大腸経(LI)	57頁 (10頁)
後面タイプ		神門(HT7) 少衝(HT9)	心経(HT)	58頁 (12頁)
後面タイプ		後谿(SI3) 小海(SI8)	小腸経(SI)	58頁 (12頁)
側面タイプ		大陵(PC7) 中衝(PC9)	心包経(PC)	59頁 (14頁)
側面タイプ		中渚(TE3) 天井(TE10)	三焦経(TE)	59頁 (14頁)

・上図には痛み，だるさやつっぱりなど症状を誘発(増悪)させる代表的な動きを示している。
・五十肩などで夜寝ているときの痛みが強く安眠できない場合は，前面タイプの治療を優先する。

3）肘の痛み

	症状を誘発(増悪)する動き	用いるツボ	用いるルート	参照頁 (別冊付録頁)
前面タイプ		太淵(LU9) 尺沢(LU5)	肺経(LU)	57頁 (10頁)
		二間(LI2) 曲池(LI11)	大腸経(LI)	
後面タイプ		神門(HT7) 少衝(HT9)	心経(HT)	58頁 (12頁)
		後谿(SI3) 小海(SI8)	小腸経(SI)	
側面タイプ		大陵(PC7) 中衝(PC9)	心包経(PC)	59頁 (14頁)
		中渚(TE3) 天井(TE10)	三焦経(TE)	

・上図には痛みやだるさなど症状を誘発(増悪)させる代表的な動きを示している。
・テニス肘は前面タイプがほとんどで，ツボに加えて肺経・大腸経のルートも用いることが多い特徴がある。

4）手首の痛み

	痛みを誘発(増悪)する動き	用いるツボ	用いるルート	参照頁 (別冊付録頁)
前面タイプ		太淵(LU9) 尺沢(LU5)	肺経(LU)	57頁 (10頁)
		二間(LI2) 曲池(LI11)	大腸経(LI)	
後面タイプ		神門(HT7) 少衝(HT9)	心経(HT)	58頁 (12頁)
		後谿(SI3) 小海(SI8)	小腸経(SI)	
側面タイプ		大陵(PC7) 中衝(PC9)	心包経(PC)	59頁 (14頁)
		中渚(TE3) 天井(TE10)	三焦経(TE)	

・上図には手首の痛みが誘発(増悪)される代表的な動きを示している。
・手首の腱鞘炎では前面タイプが多い特徴がある。

5）腰痛

	腰痛を誘発(増悪)する動き	用いるツボ	用いるルート	参照頁 (別冊付録頁)
前面タイプ		大都(SP2) 商丘(SP5)	脾経(SP)	58頁 (11頁)
		解谿(ST41) 厲兌(ST45)	胃経(ST)	
後面タイプ		湧泉(KI1) 復溜(KI7)	腎経(KI)	59頁 (13頁)
		至陰(BL67) 束骨(BL65)	膀胱経(BL)	
側面タイプ		行間(LR2) 曲泉(LR8)	肝経(LR)	60頁 (15頁)
		陽輔(GB38) 侠谿(GB43)	胆経(GB)	

・上図には腰痛が誘発(増悪)される代表的な動きを示している。
・腰部脊柱管狭窄症による腰痛の場合，前面タイプが多いのが特徴である。多くの場合，ツボに加えて脾経・胃経のルートの刺激が必要となる。

6）股関節痛

	股関節痛を誘発（増悪）する動き	用いるツボ	用いるルート	参照頁（別冊付録頁）
前面タイプ		大都（SP2） 商丘（SP5）	脾経（SP）	58頁 （11頁）
		解谿（ST41） 厲兌（ST45）	胃経（ST）	
後面タイプ		湧泉（KI1） 復溜（KI7）	腎経（KI）	59頁 （13頁）
		至陰（BL67） 束骨（BL65）	膀胱経（BL）	
側面タイプ		行間（LR2） 曲泉（LR8）	肝経（LR）	60頁 （15頁）
		陽輔（GB38） 侠谿（GB43）	胆経（GB）	

・上図には股関節痛が誘発（増悪）される代表的な動きを示している。
・臼蓋形成不全などによる股関節痛などでは側面タイプを示すことが多いのが特徴である。

7）膝痛

	膝痛を誘発(増悪)する動き	用いるツボ	用いるルート	参照頁 (別冊付録頁)
前面タイプ		大都(SP2) 商丘(SP5)	脾経(SP)	58頁 (11頁)
		解谿(ST41) 厲兌(ST45)	胃経(ST)	
後面タイプ		湧泉(KI1) 復溜(KI7)	腎経(KI)	59頁 (13頁)
		至陰(BL67) 束骨(BL65)	膀胱経(BL)	
側面タイプ		行間(LR2) 曲泉(LR8)	肝経(LR)	60頁 (15頁)
		陽輔(GB38) 侠谿(GB43)	胆経(GB)	

・上図には膝痛が誘発(増悪)される代表的な動きを示している。
・変形性膝関節症では前面タイプが圧倒的に多い特徴があるが，稀に側面タイプがある。

8）足関節痛

	足関節痛を誘発（増悪）する動き	用いるツボ	用いるルート	参照頁 （別冊付録頁）
前面タイプ		大都（SP2） 商丘（SP5）	脾経（SP）	58 頁 （11 頁）
		解谿（ST41） 厲兌（ST45）	胃経（ST）	
後面タイプ		湧泉（KI1） 復溜（KI7）	腎経（KI）	59 頁 （13 頁）
		至陰（BL67） 束骨（BL65）	膀胱経（BL）	
側面タイプ		行間（LR2） 曲泉（LR8）	肝経（LR）	60 頁 （15 頁）
		陽輔（GB38） 侠谿（GB43）	胆経（GB）	

・上図には足関節痛が誘発（増悪）される代表的な動きを示している。
・慢性化した足首捻挫などではこの分析がとても有用となる。

9）頭痛

	頭痛を誘発(増悪)する動き	用いるツボ	用いるルート	参照頁 (別冊付録頁)
前面タイプ		太淵(LU9) 尺沢(LU5)	肺経(LU)	57頁 (10頁)
		二間(LI2) 曲池(LI11)	大腸経(LI)	
後面タイプ		神門(HT7) 少衝(HT9)	心経(HT)	58頁 (12頁)
		後谿(SI3) 小海(SI8)	小腸経(SI)	
側面タイプ		大陵(PC7) 中衝(PC9)	心包経(PC)	59頁 (14頁)
		中渚(TE3) 天井(TE10)	三焦経(TE)	

・上図には頭痛が誘発(増悪)される代表的な動きを示している。
・筋緊張性頭痛・片頭痛のケースも，３つのうちどのタイプかを判断することで効率的な治療に導くことができる。

10）こむら返り，下腿の痛み，アキレス腱部の痛み

	症状を誘発（増悪）する動き	用いるツボ	用いるルート	参照頁（別冊付録頁）
前面タイプ		大都（SP2） 商丘（SP5）	脾経（SP）	58頁 （11頁）
		解谿（ST41） 厲兌（ST45）	胃経（ST）	
後面タイプ		湧泉（KI1） 復溜（KI7）	腎経（KI）	59頁 （13頁）
		至陰（BL67） 束骨（BL65）	膀胱経（BL）	
側面タイプ		行間（LR2） 曲泉（LR8）	肝経（LR）	60頁 （15頁）
		陽輔（GB38） 侠谿（GB43）	胆経（GB）	

・上図には痛み，つっぱりなどの症状が誘発（増悪）される代表的な動きを示している。
・足首の動きの制限がこむら返りや下腿の痛み・アキレス腱部の痛みを引き起こしていることはしばしば観察される。

11）胃腸症状

	症状を誘発(増悪)する動き	用いるツボ	用いるルート	参照頁(別冊付録頁)
前面タイプ		大都(SP2) 商丘(SP5)	脾経(SP)	58頁 (11頁)
前面タイプ		解谿(ST41) 厲兌(ST45)	胃経(ST)	58頁 (11頁)
後面タイプ		湧泉(KI1) 復溜(KI7)	腎経(KI)	59頁 (13頁)
後面タイプ		至陰(BL67) 束骨(BL65)	膀胱経(BL)	59頁 (13頁)
側面タイプ		行間(LR2) 曲泉(LR8)	肝経(LR)	60頁 (15頁)
側面タイプ		陽輔(GB38) 侠谿(GB43)	胆経(GB)	60頁 (15頁)

・座位で動きを負荷したほうがよい。
・前屈みの姿勢になっている場合は，無理に動きを行わせず，前面を伸ばすのがつらい＝前面の異常と捉えて治療を行う。
・上図には症状が誘発(増悪)される代表的な動きを示している。

12）頭位性めまい

	頭位性めまいを誘発(増悪)する動き	用いるツボ	用いるルート	参照頁 (別冊付録頁)
前面タイプ		太淵(LU9) 尺沢(LU5)	肺経(LU)	57頁 (10頁)
		二間(LI2) 曲池(LI11)	大腸経(LI)	
後面タイプ		神門(HT7) 少衝(HT9)	心経(HT)	58頁 (12頁)
		後谿(SI3) 小海(SI8)	小腸経(SI)	
側面タイプ		大陵(PC7) 中衝(PC9)	心包経(PC)	59頁 (14頁)
		中渚(TE3) 天井(TE10)	三焦経(TE)	

・上図にはめまいが誘発(増悪)される代表的な動きを示している。
・前面タイプが多いのが特徴である。

13) 月経痛，月経不順

	症状を誘発(増悪)する動き	用いるツボ	用いるルート	参照頁 (別冊付録頁)
前面タイプ		大都(SP2) 商丘(SP5)	脾経(SP)	58頁 (11頁)
		解谿(ST41) 厲兌(ST45)	胃経(ST)	
後面タイプ		湧泉(KI1) 復溜(KI7)	腎経(KI)	59頁 (13頁)
		至陰(BL67) 束骨(BL65)	膀胱経(BL)	
側面タイプ		行間(LR2) 曲泉(LR8)	肝経(LR)	60頁 (15頁)
		陽輔(GB38) 侠谿(GB43)	胆経(GB)	

・上図には痛み，つっぱりなどの症状が誘発(増悪)される代表的な動きを示している。
・月経痛・月経不順のある人は側面の動きの制限が強いことが多いのが特徴である。

14）排尿異常

	症状を誘発(憎悪)する動き	用いるツボ	用いるルート	参照頁 (別冊付録頁)
前面タイプ		大都(SP2) 商丘(SP5)	脾経(SP)	58頁 (11頁)
		解谿(ST41) 厲兌(ST45)	胃経(ST)	
後面タイプ		湧泉(KI1) 復溜(KI7)	腎経(KI)	59頁 (13頁)
		至陰(BL67) 束骨(BL65)	膀胱経(BL)	
側面タイプ		行間(LR2) 曲泉(LR8)	肝経(LR)	60頁 (15頁)
		陽輔(GB38) 侠谿(GB43)	胆経(GB)	

・上図には痛み，つっぱりなどの症状が誘発(増悪)される代表的な動きを示している。
・排尿異常をきたすような泌尿器疾患では側面タイプが多いのが特徴である。

15）眼精疲労

	症状を誘発(増悪)する動き	用いるツボ	用いるルート	参照頁 (別冊付録頁)
前面タイプ		太淵(LU9) 尺沢(LU5)	肺経(LU)	57頁 (10頁)
		二間(LI2) 曲池(LI11)	大腸経(LI)	
後面タイプ		神門(HT7) 少衝(HT9)	心経(HT)	58頁 (12頁)
		後谿(SI3) 小海(SI8)	小腸経(SI)	
側面タイプ		大陵(PC7) 中衝(PC9)	心包経(PC)	59頁 (14頁)
		中渚(TE3) 天井(TE10)	三焦経(TE)	

・上図には痛み，つっぱりなどの症状が誘発(増悪)される代表的な動きを示している。

16) 足のふるえ

	ふるえを誘発(憎悪)する動き	用いるツボ	用いるルート	参照頁 (別冊付録頁)
前面タイプ		大都(SP2) 商丘(SP5)	脾経(SP)	58頁 (11頁)
前面タイプ		解谿(ST41) 厲兌(ST45)	胃経(ST)	58頁 (11頁)
後面タイプ		湧泉(KI1) 復溜(KI7)	腎経(KI)	59頁 (13頁)
後面タイプ		至陰(BL67) 束骨(BL65)	膀胱経(BL)	59頁 (13頁)
側面タイプ		行間(LR2) 曲泉(LR8)	肝経(LR)	60頁 (15頁)
側面タイプ		陽輔(GB38) 侠谿(GB43)	胆経(GB)	60頁 (15頁)

・上図にはふるえが誘発(増悪)される代表的な動きを示している。
・パーキンソン病などではふるえを悪化させる動きがあるため，その動きに対する治療を行うとふるえが軽減する。

17）手のふるえ

	ふるえを誘発(憎悪)する動き	用いるツボ	用いるルート	参照頁 (別冊付録頁)
前面タイプ		太淵(LU9) 尺沢(LU5)	肺経(LU)	57頁 (10頁)
		二間(LI2) 曲池(LI11)	大腸経(LI)	
後面タイプ		神門(HT7) 少衝(HT9)	心経(HT)	58頁 (12頁)
		後谿(SI3) 小海(SI8)	小腸経(SI)	
側面タイプ		大陵(PC7) 中衝(PC9)	心包経(PC)	59頁 (14頁)
		中渚(TE3) 天井(TE10)	三焦経(TE)	

・上図にはふるえが誘発(増悪)される代表的な動きを示している。
・パーキンソン病などではふるえを悪化させる動きがあるため，その動きに対する治療を行うとふるえが軽減する。

おわりに——将来展望・M-Test のこれから

『医療の現状とこれを打破するために』

　先端医学による医療の高度化は病気のキュアを可能としつつあるが，一方でキュアできない病気の症状や苦痛を置き去りにする状況を生み出し，ケアを必要とする人々が年々増え続けている。さらに，超高齢化社会の到来がこの事態に拍車をかけており，これに速やかに対応することが求められている。一方，国民医療費は高齢化や医療の構造的問題，労働環境，食生活など社会の変化により増加の一途をたどっており，2010 年には 36 兆 6 千億円(平成 22 年医療費の動向，厚生労働省)にものぼり，国の財政を圧迫する事態となっている。これほどの財政出動を必要としているにもかかわらず，現代医療の「質」に対する不満は多い。医療の「質」は，客観的な「技術的な質」と患者の主観的な経験からみた「主観的な質」の 2 つで構成される。現在の医療は，技術的な質は高いものの，主観的な質への対応は弱く，それがクレームの要因にもなっている。患者の目から見た医療を論じている「ペイシェンツ・アイズ」[32]の中では，人としてこだわる主観を以下 7 項目に整理している。具体的には，「①個人として扱ってほしい，②誰かが責任をもってみつづけて欲しい，③何が起きているのかがわかるようにして欲しい，④病気に伴う苦痛を和らげて欲しい，⑤さらに不安や恐怖も和らげて欲しい，⑥私を気にしている人達へも気をつかって欲しい，⑦退院した後の不安も気にして欲しい」である。果たして，現代医療はこれに答えているであろうか。「技術的な質」にとらわれ，根拠に基づく医療(EBM)に拘泥しすぎてはいないだろうか。患者からのクレームの 1 例に，「先生は私のことはちらりと見ただけで，1 度も身体に触れることもなく，パソコンに向かって話をしていました。」というのはよく聞く話で，EBM 重視ともいえるこの光景が現代の医療の実情を如実に表している。

　わが国の現代医療の現状と人々の抱える問題を鑑みると，これを打破するためには新たな視点で見直した医療制度改革が必要不可欠となろう。そのためには現代医療に新たな風を吹き込む必要があると考える。東アジアの知恵である経絡の発想とスポーツ科学の実証的・知的枠組みを融合させることから生まれた M-Test は，その先兵として期待できる。

　筆者らが提唱する M-Test は東洋医学の経絡・経穴の考え方を基礎とし，誰もが容易に理解できる身体の動きに伴う症状から病態を把握できる。その特徴は西洋医学では見えてこない病気の側面を観察することを可能とし，患者 1 人ひとりが抱える症状・病態に合わせた医療を実現させる。安全で簡便であり，診断・効果は的確かつ迅速である。西洋医学とは異なる座標軸を有し，治療プロセスから症状発現の背景を日常生活動作に発見できる。このことは，日々のセルフメディケーションをどのようにすればよいかを指示し，未病治を実現するツールとなる可能性を秘めている。また，器質的疾患があると判断された場合でも，M-Test を用いて身体の歪みを見つけ出すこと

おわりに

で快適な日常生活が保障される。M-Testは患者自身の体験を理解することや，現に患者が困っている病気（患者の病気）を丸ごと尊重する。医療の現場では，疾患の理解にはEBMを，悩みや苦しみを伴う病気の理解にはNBMを，というような位置づけがなされているが，根拠に基づく医療（EBM）と経験に裏打ちされた医療（NBM）の統合，つまり互いが補完し合ってこそ，患者の満足度の向上につながるものと考えられている。NBMの鍵は「患者との対話」にあるといえるが，M-Testを用いた鍼治療には患者との対話に加えて病気の背景を読み解いていくプロセスが含まれており，M-TestはEBMとNBMの双方の特徴を有している方法論と考えられる。一方，患者から見たM-Testのメリットは，施術者と十分にコミュニケーションをとって治療を受けることができ，症状の改善をその場で感じられ，納得して治療を受けられるため，患者満足度が高いことである。そして，M-Testによる診療から導き出される予防法（セルフメディケーション，セルフケア）を学び自宅で実践することで病院の滞在（通院）期間が短縮でき，時には家族とのコミュニケーションツールともなり，さらには再発を防ぐことができる。これらの特徴は同時に経済的メリットを生じさせる。第3章「M-Testの実際（基礎編）」で述べた歯科医の例を思い出していただきたい。これまで主張されてきたEBMに基づいた医療に経済的メリットがあるという視点には重大な面が欠落していることがわかる。この患者は，大学病院東洋医学診療部に至るまで，さまざまな基幹病院のドクターショッピングを繰り返した。必要性の低い高額な精密検査を何度も受け，歯科医の職を休職して人を雇わなければならなくなった。本人は，長期にわたり病気の原因がわからずに思い悩んだ。さらに，子どもの世話ができない状態となり，生活の場から1,000 km以上離れた実家へ帰省して休養した。患者本人にとっては経済的損失や人生の損失など，社会にとっては貴重な医療財源や人材の損失など失われるものは膨大である。また，このような例は多くの基幹病院で生じていると考えられる。さらにはプライマリ・ケアの領域にもこれに類似した症例が非常に多く存在することが予測できる。現代医療における医療資源の無駄な浪費による医療費はかなりの額に上ると考えられ，医療にM-Testを導入したときの経済的メリットは計りしれないと推測される。

　さて，この方法を医学教育に取り入れることはどのような医師を育てることに繋がるだろうか。コミュニケーション能力が高まることを期待できる。M-Testは，手を使ったコミュニケーションであり，医学教育へ導入することで患者との良好なコミュニケーション手段としても応用可能である。近年，医学教育の中にコミュニケーション技術を磨く時間が設けられるなど，臨床技能の中核として再認識され始めており，某大学医学部では，数年前からM-Testを導入したコミュケーション技術を磨く試みがなされている。講義と実技の構成で行われるその授業はとてもユニークで，模擬患者ボランティアも参加して学生に率直な意見も述べてくれるので，学生にとっても貴重な体験である。具体的には，10人ほどが1グループになり，そこに1〜2人の模擬患者が入って問診とM-Test所見をとってツボを使ったケア（鍼などは使わず手でツボに触れてみる）を実践してみるというものである。ここでは，問診のやり方や動きを行う際のサポート方法，人による動きの差を感じる，脚などに障害を持つ人や高齢

おわりに

者などへの気遣いなど，手を使ったケア以外にも多くを学ぶことができる。実際に参加したボランティアからは，「はじめはどうやってよいか，どう話してよいか戸惑っていたようだが，だんだん話すのも聞くのも上手になり，からだを動かす際にも"大丈夫ですか？"とこちらを気遣ってくれるようにもなった」「この授業を受けた学生が医師になることが楽しみ」との声が聞かれた。この方法を医学教育に取り入れることは高いコミュニケーション能力を養うことに繋がり，今後の医療を担う学生にとってとても大切な経験になるであろう。

さて，これまで示したM-Testの特徴は方法論の管理・標準化が容易で構造化が可能であることから，診療プロセスの標準化システムを構築できることを示しているが，現代医療に導入するための条件となりうるであろうか。これを検討するために筆者らは2007年より，医療の質マネジメントシステム[33]や患者状態適応型パス（PCAPS：Patient Condition Adapted Path System）[34]などの西洋医学のクリティカルパスを参考に，ISO9001に則ったM-Testを用いた診療プロセスを標準化するシステム開発を試みた。M-Testは診断から治療まで手順が確立しており，M-Testで用いられる動作は，医師や理学療法士が用いる検査法にも似ているので医療者にも理解しやすく，情報を共有しやすい。また動作を用いての診断は誰が行っても比較的に再現性が高いシステムである。そして検証の結果，今までの鍼治療では困難な課題であった診療プロセスの標準化を実現できた。加えてそのシステムを管理する仕組みも確立した。さらに，このシステムが医療機関で実施される際に必要な条件を備えているかどうか検証してみた。某基幹病院の2008年の新患者の受診背景を基に検討した結果，紹介受診が78%（内訳：院外紹介51%，院内紹介49%），紹介なしの受診が22%であり，院内では産婦人科，麻酔科，整形外科など合計14の診療部・科からの紹介で構成され，医療機関で実施された場合，標準的な診療サービスを提供できる場として機能することがわかった。M-Testの診断および治療手順を用いれば，誰が行っても同じ治療ができるので，他施設での治療を比較でき，また多くのデータを集積することで症例ごとのベストプラクティスも作成可能である。現在，透析施設などでその試みが進行中であり，今後も基幹病院やプライマリ・ケアの領域などで試みる必要がある。ISO9001を用いた品質管理は，PDCA（Plan-Do-Check-Act）サイクルを常に動かして管理する仕組みであり，これを応用してM-Testは今日まで臨床から得られた多くの情報を取捨選択し，その方法論を改善して来た。そして，これからもわれわれの生活や社会の変化に合わせて，あるいは新たに発生するかもしれない症状に適応できるように変化し続けるであろう。その変化をM-Testに携わるすべての人が共有し，スタンダードでベストの治療法を患者に提供することが必要とされる。

診療プロセスの標準化システム構築についての検討を始めた同時期に，以前より懸案であった皮膚を傷つけない刺激ツールであるマイクロコーンが商品化され，刺激の定量化が実現してこの標準化システムの構築はさらにはずみがついた。近年，皮膚への刺激に対する効果については，傳田光洋の著書[16~18]などに詳しく解説しているように画期的な進歩が知られている。また，堀田晴美の研究により，マイクロコーンを用いた皮膚への軽い刺激が強い鎮痛効果をもたらすメカニズム[20]が明らかになるなど，

おわりに

　これからの研究が楽しみな領域である。M-Testとマイクロコーンと皮膚の特性とが相互に影響を及ぼし合って展開される数々の現象はこれまでの医学の常識では測ることのできない未知の領域である。この原理を究め，臨床医学に広く応用する道を開くことは医療に新たな光を当てることに繋がると確信している。

　M-Testは，患者の背景を十分に考慮しながら治療を進めるので経験から導かれた「主観的な質」の実現を可能とする。さらにその治療法を標準化することで客観的な「技術的な質」の実現を可能にする。西洋医学とは異なる座標軸を有するこの方法が現代医療に取り入れられることで，西洋医学を補完し，複雑な事象の全体像を見失わず，「技術的な質」と「主観的な質」の提供を実現できると考えられる。このことは真の意味で患者の視点に立った患者中心の医療(Patient-centered care)を実現する道を開くものと期待できる。また，M-Testは，個々人の特徴に合わせてケアする新たなワークモデルの開発を可能とする。これまでの研究で従来の医療・看護・介護の分野に応用すれば，患者の症状や苦痛を和らげることができ，スポーツ選手に応用すれば障害予防や競技力向上を実現でき，医療や産業の現場で働く人たちに応用すれば疲労回復が促進し活力に満ちた日々の生活を実現できることがわかっている。さらには，セルフケアや地方自治体における住民の健康管理への応用など，応用できる領域はとても幅広いと期待される。ケアの対象は，従来の医療・看護・介護技術と全く同じだが，東洋医学の知恵を活用した新たな方法（ワークモデル）によって，いっそう，患者の症状・苦痛が安全・的確にかつ迅速に和らぐよう研究開発することを目指している。そして同時に，この方法を提供できる人材を育てることを目的としている。現在，日本はもとより世界へ普及しつつあり，M-Testの方法論をより多くの方が学び，臨床で実践し，病気に苦しんでいる方々の救いになることが筆者らの願いである。同時に，健全な医療は，早期発見と自己予防・自己管理という国民的価値観を創出することが大切であると考えられ，未病期のセルフメディケーションを介した健康コントロールこそが，長期的視野に立った医療改革に繋がると考えられる。M-Testの方法論を現代医療に導入することは，真の意味での患者中心型医療や患者参加型医療の実現を可能とするとともに，これからの医療が目指す未病治という次世代の価値観の創出に繋がる医療改革が実現し，人々のQOLの向上とwell-beingを実現すると考えられる。

参照文献

1) Kanazawa S：Meridian Test Seminar. North American Journal of Oriental Medicine 16(45), 2009
2) 向野義人, 他：経絡テスト. 医歯薬出版, 1999
3) 向野義人：経絡テストによる診断と鍼治療. 医歯薬出版, 2002
4) 向野義人：スポーツ鍼灸ハンドブック. 文光堂, 2003
5) Mukaino Y：Sports Acupuncture：The Meridian Test and Its Applications Eastland press, 2008
6) 向野義人, 他：競技力向上と障害予防に役立つ経絡ストレッチと動きづくり. 大修館書店, 2006
7) 長濱善夫, 丸山昌朗：経絡の研究. 杏林書院, 1950
8) Manaka Y, et al.：Chasing the dragon tail. Paradigm publications, 1995
9) 沢崎健太, 他：企業内労働者における運動器症状への鍼治療の効果と医療費との関連性に関する検討. 全日本鍼灸学会雑誌 51(4)：492-499, 2001
10) Sawazaki K, et al.：Acupuncture Can Reduce Perceived Pain, Mood Disturbances and Medical Expenses Related to Low Back Pain among Factory Employees. INDUSTRIAL HEALTH 46(4)：336-340, 2008
11) 橋本敬三：万病を治せる妙療法—操体法. 農山漁村文化協会, 1978
12) Ingber DE：The Architecture of Life. Scientific America 278(1)：48-57, 1998
13) Ida O. Rolf P：Reestablishing the Natural Alignment and Structural Integration of tne Human Body for Vitality and Well-being. Healing Art Press, 1989
14) Myers TW(著), 板場英行, 他(訳)：アナトミー・トレイン—徒手運動療法のための筋筋膜経線 第2版. 医学書院, 2012
15) WHO 西太平洋地域事務局：WHO/WPRO 標準経穴部位 日本語公式版. 医道の日本社, 2009
16) 傳田光洋：皮膚は考える. 岩波書店, 2005
17) 傳田光洋：第三の脳. 朝日出版社, 2007
18) 傳田光洋：賢い皮膚. 筑摩書房, 2009
19) 福井勉：皮膚運動学. 三輪書店, 2010
20) Hotta H, et al.：Gentle mechanical skin stimulation inhibits the somatocardiac sympathetic. European Journal of Pain 14(8)：806-813, 2010
21) 小曽戸丈夫, 浜田善利：意釈八十一難経. 築地書館, 1974
22) 山西医学院李丁, 天津中医学院(編), 浅川要, 他(訳)：針灸経穴辞典. 東洋学術出版社, 1986
23) 小曽戸丈夫, 浜田善利：意釈黄帝内経霊枢. 築地書館, 1972

参照文献

24) 首藤傅明：経絡治療のすすめ．医道の日本社，1983
25) 傅維康，他（編），川井正久，他（訳）：中国医学の歴史．東洋学術出版社，1997
26) 間中喜雄：医家のための鍼術入門講座（第1版）．医道の日本社，1977
27) タクティールケア普及を考える会：タクティールケア入門 第2版．日経BPコンサルティング，2010
28) Nogier PMF：Handbook of Auriculotherapy. Maisonneuve S.A., France, 1981
29) Oleson T：Auriculotherapy Manual. Health Care Alternatives, 1996
30) Nogier R：Auriculotherapy. Thieme Medical Pub, 2008
31) 山元敏勝，山元ヘレン：山元式新頭針療法—YNSA—．メディカルトリビューン，2000
32) マーガレット・ガータイス，他：ペイシェンツ・アイズ．日経BP社，2001
33) 飯塚悦功，他：医療の質マネジメントシステム．財団法人日本規格協会，2006
34) 患者状態適応型パスシステム研究会：医療の質安全保障を実現する患者状態適応型パス［事例集2007年版］．財団法人日本規格協会，2007

所見用紙

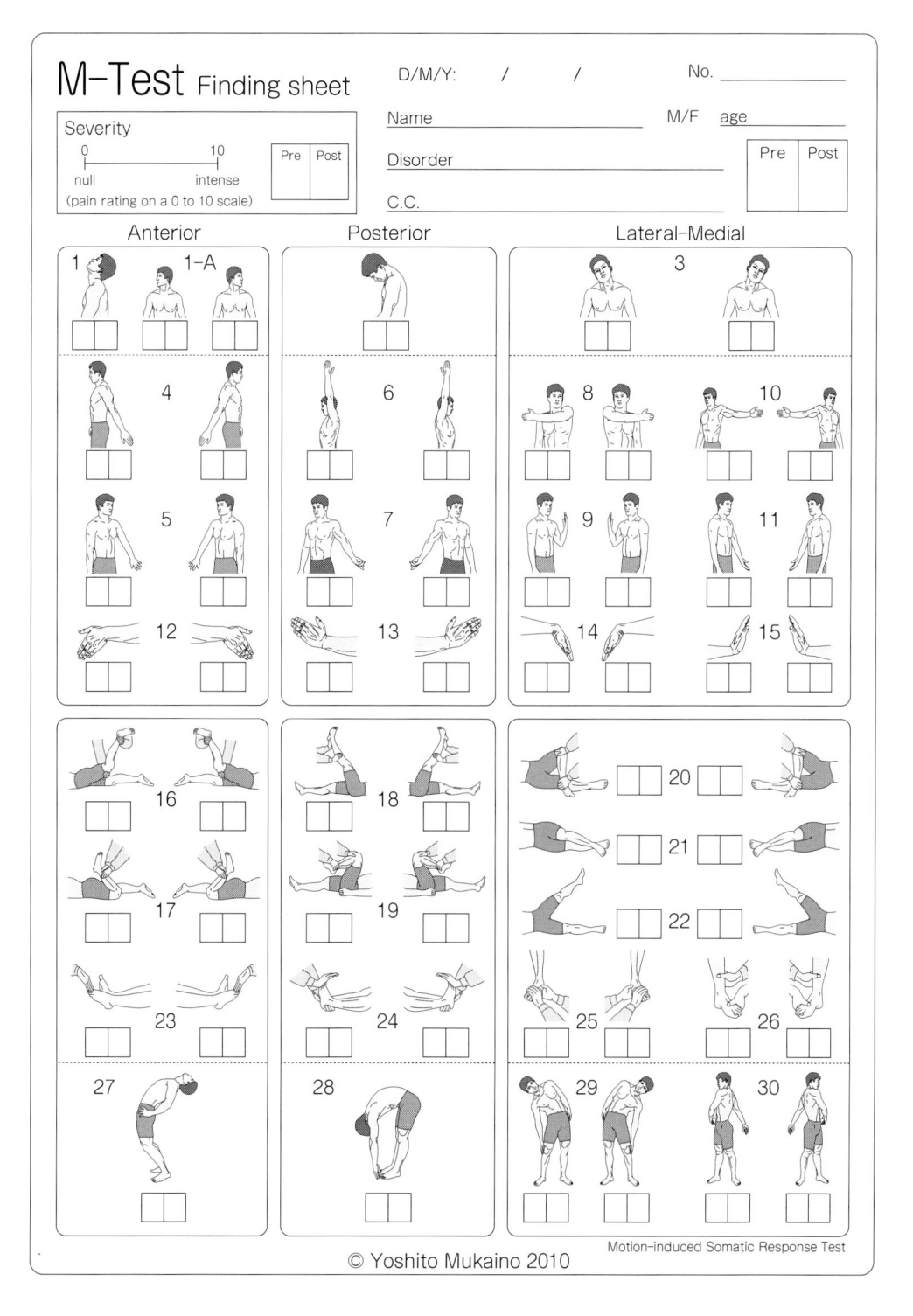

M-Test Finding sheet

D/M/Y: / /　　　No. _____

Name _____　M/F　age _____

Disorder _____

C.C. _____

Severity: 0 (null) — 10 (intense) (pain rating on a 0 to 10 scale)

Pre | Post

Anterior
1, 1-A, 4, 5, 12

Posterior
6, 7, 13

Lateral–Medial
3, 8, 10, 9, 11, 14, 15

16, 17, 23

18, 19, 24

20, 21, 22, 25, 26

27

28

29, 30

Motion-induced Somatic Response Test

© Yoshito Mukaino 2010

索引

斜体の頁数は別冊付録の頁を示す。

数字

6 ブロック　2
「7 原則」，M-Test の　45
24 穴　40, 85

和文

あ

アキレス腱部の痛み　127
アナトミートレイン　8, 61
足のふるえ　133

い

胃経　12
胃腸症状　128
陰経　11
陰陽交叉　74, 84

う・え

腕のだるさ　119

栄穴　68
円皮鍼　2, 53, 97

か

解谿　*6*
下腿の痛み　127
華佗夾脊穴　76, 87
肩こり　118
肩痛　119
肩のだるさ　119
肝経　12
関節可動域　31
眼精疲労　132

き

奇経　11
気血　11
侠谿　*8*
局所　78
曲泉　*8*
曲池　*3*

く

頸こり　118
組み合わせ穴　74, 81

け

経穴　19, 68
軽擦　99
頸部　13
経絡　10
郄穴　21, 25
厥陰肝経　12
厥陰心包経　12
月経痛　130
原穴　20, 23

こ

行間　*8*
後谿　*4*
合穴　68
豪鍼　97
股関節痛　123
五行穴　19, 68
五行説　62
五行論　2
こむら返り　127
五要穴　20

さ

刺さない鍼　99
左右差　31
三焦経　12

し

至陰　*7*
二間　*3*
四肢　12
耳鍼　78, 90

姿勢　31
自然立位　19
自性穴　90
自動ストレッチ　51
尺沢　*3*
手術痕　77, 88
少陰心経　12
少陰腎経　12
小海　*4*
商丘　*6*
少衝　*4*
小腸経　12
少陽経　12
少陽三焦経　12
少陽胆経　12
所見用紙　27, 141
心経　12
腎経　12
振戦　31
伸展負荷　17
心包経　12
神門　*4*

す

スタティックストレッチ　51, 99
ストラクチュアル・インテグレーション　8, 61
ストレッチング　99
頭痛　126

せ

正経　11
井穴　68
静的ストレッチ　51
脊柱の軽度彎曲　76, 86
背中のはり　119
セルフケア　6
セルフストレッチ　51
仙腸関節部　86
専門医へのコンサルト　52

索引

そ

相剋関係　75, 90
相生関係　73
足関節痛　125
束骨　7
ソマセプト　53, 98
ソマレゾン　53, 98

た

ターゲットモーション　37
太陰肺経　12
太陰脾経　12
太淵　3
体幹　13
大筋群/ルート上の経穴　40, 85
代償運動　31, 40
代償動作　35
大腸経　12
大都　6
ダイナミックストレッチ　51
太陽経　13
太陽小腸経　12, 13
太陽膀胱経　12, 13
大陵　5
タクティールケア　78
他動ストレッチ　51
胆経　12

ち

中渚　5
中衝　5
中心軸　76
治療する面　37
治療手順　40

つ・て

ツボ　19

抵抗感　31
手首の痛み　121
手のふるえ　134
天井　5
テンセグリティ　7, 61

と

頭位性めまい　129
動作所見　27

頭鍼　78, 90
動的ストレッチ　51
同名経　12
督脈　11
トリックモーション　35, 40

な・に・ね

難経69難　73

任脈　11

寝違い　118

は

パートナーストレッチ　51
バイオネックス　53, 97
肺経　12
排尿異常　131
背部兪穴　88
パトリックテスト　34
バリスティックストレッチ　51
瘢痕　77, 88

ひ

脾経　12
膝痛　124
肘の痛み　120
皮内注射　98
皮膚運動学　61
表裏経　11
ピンチング　99

ふ

復溜　7
プッシング　99
ふるえ　133, 134
ブロック　37

ほ

防御姿勢　31, 36
膀胱経　12
募穴　21, 76, 88
母子関係　63
ホログラフィー　87

ま・め

マイクロコーン　2, 53, 98
マッサージ　99

めまい　31

ゆ

湧泉　7
兪穴　21, 68, 76

よ

陽経　11
陽性動作　2, 30
腰痛　122
陽輔　8
陽明胃経　12, 13
陽明経　13
陽明大腸経　12, 13

ら・れ・ろ

絡穴　20, 23

厲兌　6

ロルフィング　8

欧文

B・D

BL65　7
BL67　7

Decision Tree　40, 45

E・G

Evidence-Based Medicine（EBM）
　　　　　　　　　　　　4, 51

GB38　8
GB43　8

H

HT7　4
HT9　4

K

KI1　7
KI7　7

索引

L

LI11　*3*
LI2　*3*
LR2　*8*
LR8　*8*
LU5　*3*
LU9　*3*

M・N

M-Test　1
MMT　34

Narrative-Based Medicine（NBM）
　　　　　　　　　　4, 51

P

PC7　*5*
PC9　*5*
PNFストレッチ　51

Q・R

Quality of Life（QOL）　6

ROM　31

S

SI3　*4*
SI8　*4*
SLR　34

SP2　*6*
SP5　*6*
ST41　*6*
ST45　*6*

T

Tailored Medicine　5
TE10　*5*
TE3　*5*

W・Y

WHO経穴部位国際標準化公式会
　議　44

YNSA療法　90